人类体外受精胚胎移植实验室操作手册

Manual for Human IVF-ET Laboratory Manipulations

主　编　张学红

副主编　景原雪　薛石龙

编　委　（以姓氏汉语拼音为序）

贾学玲　景原雪　李红星　李丽斐　马晓玲

石　馨　宋德潇　孙　亮　王丽艳　王乃辉

薛石龙　岳　丰　张爱萍　张莉莉　张学红

赵丽辉

科学出版社

北　京

内 容 简 介

越来越多的不孕不育患者通过辅助生殖技术实现了为人父母的愿望。本书以图文并茂的形式详细介绍了目前国内大多数试管婴儿相关实验室技术的操作流程,包括取卵、精子优选、体外受精、胚胎移植、胚胎培养等的基本流程,也包括胚胎植入前遗传学诊断和筛查、时差培养等新技术,为实验室工作人员提供一套规范的操作程序,让初学者依靠本书的指导即能完成人类体外受精实验室的所有相关操作。

本书适于人类辅助生殖实验室工作人员,生殖科医师、护士,妇产科医师、护士及相关科研人员阅读参考。

图书在版编目 (CIP) 数据

人类体外受精胚胎移植实验室操作手册/张学红主编.—北京: 科学出版社,2020.5

ISBN 978-7-03-064779-5

Ⅰ.①人… Ⅱ.①张… Ⅲ.①体外受精－胚胎移植－实验室－手册 Ⅳ.① R321-33

中国版本图书馆 CIP 数据核字(2020)第 055997 号

责任编辑:郭 颖 / 责任校对:郑金红
责任印制:李 彤 / 封面设计:龙 岩

科 学 出 版 社 出版
北京东黄城根北街 16 号
邮政编码: 100717
http://www.sciencep.com
北京建宏印刷有限公司 印刷
科学出版社发行 各地新华书店经销
*
2020 年 5 月第 一 版 开本: 720 × 1000 1/16
2023 年 1 月第三次印刷 印张: 7 3/4
字数: 110 000
定价: 98.00 元
(如有印装质量问题,我社负责调换)

前 言

　　受现代社会压力和生活方式的影响，中国育龄期不孕不育夫妇数以万计，加之生育观念的改变和国家生育政策的影响，高龄夫妇有生育需求的比例也日渐增多。我国辅助生殖技术虽然起步较晚，但发展迅速，目前已成为医疗常规，为广大人民群众所接受。目前全国共有498家生殖中心，每年完成几十万例体外受精（IVF）/卵质内单精子注射（ICSI）周期，越来越多的不孕不育患者通过辅助生殖这项20世纪的新兴技术达成了为人父母的愿望。

　　随着新增生殖中心的涌现和患者数量的迅猛增长，全国辅助生殖技术从业人员的数量也呈级数增加，越来越多的年轻医师需要接受规范化培训。同时，辅助生殖的相关新技术也不断产生，造福于更多患者。这些都促使生殖医学从业者在日常工作中不仅要注重基础理论、基本技能的学习，还要不断更新思想、更新知识，在保证成功率的前提下寻求自身突破。

　　兰州大学第一医院生殖医学专科医院成立于2001年，率先在西北地区开展试管婴儿及其衍生技术的科研和临床工作，成功填补了该专业西北地区的9项技术空白，2006年被评为卫生部人类辅助生殖技术十大培训基地之一。迄今为止，我院已培养合格的生殖专业临床和实验室医师400余名，故而深知广大生殖医学工作者的具体需求。编者们本着服务广大实验室医师及临床医师的初衷编写本书，结合多年来的实践经验，详细介绍了目前国内大多数试管婴儿相关实验室技术的操作流程，包括胚胎植入前遗传学诊断和筛查及时差培养等新技术。本书注重理论基础和实践操作的结合，旨在为实验室工作人员提供一套规范的操作程序，目标是让初学者依靠本手册的指导即能完成IVF实验室的所有相关操作。

　　由于编者经验有限，尽管竭尽全力仍难免存在不妥之处，恳请广大读者提出宝贵意见。

张学红

兰州大学第一医院生殖医学专科医院　院长

中华医学会生殖医学分会　常务委员

甘肃省生殖医学专业委员会　主任委员

操作视频目录

ICSI操作

ICSI

去除颗粒细胞1

去除颗粒细胞2

睾丸穿刺精子挑选

精子制动

洗针

装针

时差培养

卵裂期

囊胚期

活检

目 录

第一部分 ▶
IVF实验室的建立

第1章

实验室的选址、布局

胚胎实验室是进行人类配子以及胚胎体外操作和培养的场所，是辅助生育技术的核心部门。设置合理的胚胎实验室是辅助生殖技术成功的基本条件之一。以下将从胚胎实验室的选址、布局及净化等方面一一阐述。

一、选址

胚胎实验室的选址应充分考虑周围环境是否对配子及胚胎存在潜在的不利影响。现有研究已经证明，周围环境与人类生殖和发育密切相关，如外环境中的射线、高温、噪音，职业接触麻醉药物，嗜好烟、酒等均对妊娠及胎儿存在不利影响。而植入前的胚胎，即辅助生殖过程中的配子及胚胎，因缺乏母体的保护，理论上更易受到伤害，当外环境的刺激超过配子和胚胎自身的修复能力时，必然影响胚胎的发育潜能。据文献报道，空气质量与辅助生殖的妊娠率存在一定负相关性。因此，胚胎实验室的选址应远离建筑工地、污染严重的工厂、繁忙的交通要道等。在医院内部，胚胎实验室还应避免毗邻手术室、病理科、传染科、放射科、洗涤室、消毒室等。建议将胚胎实验室设置在相对独立和较高的楼层。

二、布局及净化区域设置

胚胎实验室主要由手术室、实验室和辅助房间组成。其中，手术室包括取卵室和移植室；实验室包括胚胎培养室、精液处理室和冷冻储存室；辅助房间包括取精室、耗材试剂库、液氮和气瓶储存室、麻醉复苏区及其他办公用房等。

根据原卫生部《卫生部人类辅助生殖技术与人类精子库技术规范基本标准和伦理原则》（卫科教发〔2003〕176号）的规定，取卵室面积应不小于25m²，移植室面积应不小于15m²，胚胎培养室应不小于30m²，精液处理室应不小于10m²。但这是最基础的要求，按此规定建立的胚胎实验室仅能满足年周期数较少的中心。随着辅助生殖技术的迅猛发展和助孕患者的增多，在设计布局之初，即应考虑到胚胎实验室的面积布局能否满足未来数年周期数日益增长的需求。否则，狭小的空间将最终限制生殖中心的长远发展。

在胚胎实验室内，应根据具体需求设置不同级别的空气净化层流室。胚胎培养室应为千级净化，其中操作配子及胚胎的工作站内为百级净化；手术室和其他实验区域为万级净化；取精室为十万级净化；其他辅助房间如耗材试剂库、液氮和气瓶储存室及其他办公用房可设置在非净化区域。

1.手术室

（1）取卵室：用于取卵手术，与胚胎培养室以传递窗相通。取卵手术实施麻醉的中心须准备呼吸机等急救设备。

（2）移植室：用于胚胎移植手术，与胚胎培养室之间以传递窗或门相通，方便移植时传递装载胚胎的移植管。

2.实验室

（1）胚胎培养室：用于配子和胚胎的体外操作及培养。数个培养箱、工作站和显微操作仪等许多重要设备都摆放于此。培养室内所有设备的摆放必须合理规划，以方便使用，保证配子及胚胎的安全。

（2）精液处理室：用于精液优选及冷冻等，与取精室以传递窗相通。

（3）冷冻储存室：用于存放冷冻的胚胎、卵母细胞及精液。随着生殖中心的发展，储存的冷冻胚胎及配子数量必然不断增加，因此应预留较大的储存空间备用。

3.辅助房间

（1）取精室：与精液处理室相邻。至少设置两个或两个以上的取精室为宜。

（2）其他：储存试剂、耗材、液氮、气瓶等区域以及人员办公区。储存耗材的房间可分为两部分。为方便使用，在风淋室外可储备少量耗材，如储备胚胎实验室1周的用量，这部分耗材需拆除外包装后才能带入。其余大部分耗材储存在专门的耗材库房。

三、胚胎实验室的装修与运行

胚胎实验室在建成、装修或整改时，不可避免地会使一些化合物长期存在于实验室内。如果存在较高浓度的对胚胎有毒性的挥发性化合物，必然会影响胚胎的发育潜能。胚胎实验室装修装饰时，不建议使用任何油漆。必要的漆料建筑材料应在使用前加以处理。实验室使用的粘合胶、密封剂等材料不能含有甲醛、苯甲醛、苯酚等。

新建成的胚胎实验室可通过提高室内温度和通风率的方法加快挥发性有机物的释放。新的实验室正式运行前，要有专门的机构检测各个房间的压力，送风口的风速是否达标；最好请专门的检测机构检测室内实际挥发性有机化合物（VOC）和微粒水平。

胚胎实验室正式运行后，每年需定期更换高效滤网。在更换滤网及之后的2周内，胚胎实验室停止培养工作。此时，也可通过提高室内温度和通风率的方法，加快高效滤网VOC的释放和排出。

第2章

实验室的主要设备

实验室的仪器设备是正常开展工作的基本保障，《人类辅助生殖技术规范》（卫科教发〔2003〕176号）对胚胎实验室应具备的基本设施有明确的规定。以下仅就重点设备加以阐述。

一、培养箱

培养箱是体外培养配子与胚胎的关键仪器。是否具备稳定合理的温度、湿度和气体浓度直接影响胚胎的发育潜能。目前市场上有多种培养箱可供选择。按加热方式的不同，二氧化碳培养箱可分为水套式和气套式两类。两类培养箱各有特色，水套式培养箱散热均匀，培养箱内温度波动较小；气套式培养箱加热快，温度恢复迅速。对培养箱内二氧化碳的调节主要是为了控制培养基的pH值。不同公司的培养基所要求的最佳pH并不相同，应以每日质控测得的培养基实际pH值为依据，设定培养箱的二氧化碳浓度。

有关体外培养胚胎是否需要低氧环境已经有大量的研究。多数研究认为，低氧（5%氧气）环境在卵裂期及囊胚培养期，特别是在囊胚培养期更有利于胚胎发育。在使用中，为了维持培养箱内培养环境的稳定，应尽量减少开启培养箱门的次数，避免或者减少培养环境的波动对胚胎及配子的影响。新型的桌面培养箱容积非常小，与传统培养箱比较，温度和气体浓度恢复迅速，有利于维持稳定的培养环境。

二、超净工作台

超净工作台用于配子和胚胎的体外操作以及备液等工作，应选择符合胚胎实验室的洁净标准以及满足胚胎实验室不同需求的不同种类的工作台。譬如选择噪声小、易清洁、运行稳定、配置体视显微镜以及自带热台的超净工作台用于胚胎操作；而洁净度高、噪声小、易清洁，没有配置体视显微镜的超净工作台可用于精液处理。在超净工作台的使用过程中，应注意定期维护以满足洁净要求。

三、显微镜

配子和胚胎的体外操作需要在显微镜下进行。市面上显微镜种类繁多，胚胎实验室根据需求常配置生物学显微镜、解剖镜和倒置显微镜。

生物学显微镜：用于常规精液分析和精液优化前、后的评估。

解剖镜：又称体视镜。用于选卵、授精、转移胚胎、冷冻、解冻、移植等。由于用途广泛，应配置数台，方便使用。

倒置显微镜：用于显微操作、观察卵子、原核及胚胎评分。

四、显微操作系统

显微操作系统目前有多个品牌可供选择。按照微量注射器的压力系统可分为油压和气压两类。油压系统的优点是灵敏度高，缺点是要向管道内加油；管道内不能有气泡，否则会影响操作。气压系统的优点是不用加油，缺点是压力传导相对欠缺，操作时会有"滞后"感。实验室的重要仪器如显微操作仪，除了满足日常使用外，至少应有一台使用良好的备用仪器以备不时之需（图2-1）。

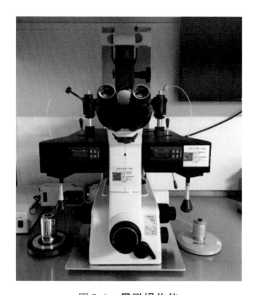

图2-1　显微操作仪

五、其他

医用冰箱用于储存各种试剂；离心机用于精液优选；CO_2浓度测定仪用于测定和校准培养箱内CO_2浓度；室内空气净化设备，对实验室内局部的空气进行净化和处理（表2-1）。

表2-1 生殖医院常用仪器设备列表

设备名称	放置位置	备注
二氧化碳培养箱（1）	胚胎室	二气
二氧化碳培养箱（2）	胚胎室	二气
二氧化碳培养箱（3）	胚胎室	二气
二氧化碳培养箱（4）	胚胎室	二气
二氧化碳培养箱（5）	胚胎室	二气
二氧化碳培养箱（6）	胚胎室	二气
二氧化碳培养箱（7）	胚胎室	二气
二氧化碳培养箱（8）	精液处理间	二气
二氧化碳培养箱（9）	人工授精室	二气
二氧化碳培养箱（10）	胚胎室	未通气，仅供恒温培养箱使用
二氧化碳培养箱（11）	胚胎室	未通气，仅供恒温培养箱使用
二氧化碳培养箱（12）	胚胎室	三气
二氧化碳培养箱（13）	胚胎室	二气
二氧化碳培养箱（14）	胚胎室	三气
桌面培养箱（1）	胚胎室	标准气
桌面培养箱（2）	胚胎室	标准气
桌面培养箱（3）	胚胎室	标准气
桌面培养箱（4）	胚胎室	标准气
桌面培养箱（5）	胚胎室	二气，仅供捡卵时临时存放卵子
时差培养箱	胚胎室	三气
显微操作系统（ICSI-1）	胚胎室	
显微操作系统（ICSI-2）	胚胎室	
生物无菌操作台（-1）	胚胎室	装有体视显微镜
生物无菌操作台（-2）	胚胎室	装有体视显微镜
生物无菌操作台（-3）	胚胎室	装有体视显微镜
生物无菌操作台（-4）	精液处理间	无体视显微镜
微量分析天平	人工授精室	
桌上型离心机	精液处理间	
桌上型离心机	精液处理间	
桌上型离心机	精液处理间	
普通显微镜	精液处理间	
普通显微镜	人工授精室	
空气净化器（1）	胚胎室	
空气净化器（2）	胚胎室	

第3章

耗材与培养液

一、必备耗材

胚胎实验室常用耗材包括各种型号的培养皿、离心管、移液管等。为了保障工作的正常进行，胚胎实验室的耗材应由专人负责，每月至少清点一次库存。如物品未能按时送达应及时追踪。每日工作结束之后，清点胚胎培养室内的库存，及时补充消耗。培养室内仅存放两三天的用量即可。所有耗材在使用前经严格的质控实验合格后方能用于胚胎培养。

1.培养皿　IVF实验室常用的培养皿品牌有BD Falcon™、Nunc™及Corning™等。按直径区分，培养皿有35mm、60mm和100mm等规格。一般35mm培养皿用于培养胚胎以及常规IVF，60mm和100mm的培养皿用于卵母细胞的收集，60mm的培养皿还可用于胚胎或卵母细胞冷冻。其他特殊用途的培养皿，如Falcon 353653双井皿用于胚胎移植或胚胎解冻；Falcon 351006用于显微操作，包括卵胞浆（质）内单精子显微注射（ICSI）和卵裂期及囊胚期胚胎活检；四孔板用于胚胎或卵母细胞解冻。

每日工作结束，确定不再开启培养箱门后，大致估计第2日所用培养皿的数量。根据预计值，拆封培养皿的塑料包装，置于超净工作台内待用。

2.显微操作针　显微操作针是IVF实验室必备的耗材之一，包括持卵针、注射针及活检针，主要用于显微授精和胚胎活检。显微操作针的品牌繁多，不同品牌的操作针在具体参数上存在差异，同一品牌也有多个型号可供选择。ICSI常用显微操作针的角度为30°或35°。持卵针用于固定卵母细胞，常用的持卵针外径（OD）约为120μm，口径过小易导致卵母细胞固定不稳而发生转动。注射针用于将精子注入卵母细胞胞质，一般内径（ID）为5μm左右，ID过小可能会损伤精子的头部；但ID过大，相应的OD也会增大，注射时会增加卵母细胞的损伤。胚胎活检的固定针可与ICSI的持卵针通用。活检针可根据活检类型选择不同的口径以及根据操作者的习惯选择平口或斜口的活检针。活检的类型一般为卵裂期活检卵裂球，囊胚期活检滋养层细胞和极体。

3.胚胎实验室常用的其他耗材　见表3-1。

表3-1　胚胎实验室常用其他耗材列表

耗材名称	用途
15ml锥形底离心管，5ml圆底离心管	精液优选
10ml圆底离心管	卵泡液的收集
1ml、2ml、5ml及10ml的移液管	培养基的配制和精液优选
巴氏吸管	卵母细胞的收集及拉制不同口径的吸管以转移胚胎
冷冻管、冷冻载杆、塑料套管及铝架	胚胎及配子冷冻
0.22μm针头滤器	过滤自行配制的试剂
1ml注射器	胚胎移植时用于连接移植管及睾丸穿刺时磨碎睾丸组织

二、培养液

培养液对体外胚胎培养的重要性不言而喻。最早使用的人类胚胎培养液是添加了血清的体细胞培养液如EBSS（Earle's Balanced Salt Solution，EBSS）和Ham's F10以及模仿人体内输卵管液的HTF（human tubal fluid，HTF）等。时至今日，已有多个品牌的各系列的商品化供应的培养液可供选择，主要分为两大类：序贯培养液和单一培养液。

1.序贯培养液　序贯培养液的设计基于"接近自然"的理念，是通过研究胚胎在着床前期不同发育阶段对营养物质等的不同需求及其在生殖道内的生理环境而完成的。序贯培养液主要包括受精液、卵裂液和囊胚培养液。在使用过程中需要在胚胎发育的不同阶段更换卵裂液和囊胚液。卵裂液适合胚胎1～3天的需求，而囊胚培养液适于3天之后囊胚的发育需求。

从一个未分化的单细胞转变为囊胚期具有100多个细胞的生命体，胚胎在新陈代谢、遗传基因等表达方面呈现出很大的差异。序贯培养液满足胚胎在发育的不同阶段对能量物质和氨基酸需求的差异性，尽可能地模仿输卵管及子宫不同的生理环境。胚胎培养早期，即合子及分裂早期的胚胎利用丙酮酸和乳酸作为主要能量来源；而胚胎培养晚期，主要指桑椹胚的融合期及之后，胚胎可以直接利用葡萄糖以维持其旺盛的新陈代谢。体外培养中不同阶段的胚胎对氨基酸的需求也有所不同。8细胞期前，胚胎主要消耗非必需氨基酸和谷氨酰胺。8细胞期后，非必需氨基酸和必需氨基酸都是胚胎发育不可或缺的物质。其中前者继续支持卵泡腔的形成和囊胚孵化，后者支持内细胞团的发育。培养液中的氨基酸对胚胎发育的作用十分重要，但是氨基酸的代谢会产生氨，氨在培养液中通过质子化形成对胚胎有毒的铵离子的累积。通过定期更换培养液，可以减少培养液中铵离子的蓄积，以降低铵离子对胚胎代谢、细胞内pH调节和基因表达等的不利影响。培养液中适量的螯合剂EDTA可以促进卵裂期胚胎的发育，而在胚胎致密化后期，EDTA会通过抑制3-磷酸激酶的活性抑制糖酵解，从而对囊胚内细胞团的发育产生不利影响。因此，囊胚培养液中不应含有EDTA。与早期胚胎相反，精子的活动和受精作用依赖于葡萄糖，因此精子冲洗液和受精用培养液应含有较高浓度的葡萄糖。以上是序贯培养液成分差异的理论基础。

目前，商品化供应的序贯培养液有G-I/G-II Plus（Vitrolife，Sweden）、Sydney IVF cleavage medium/blastocyst medium（Cook IVF，Australia）、ECM/MultiBlast medium（Irvine Scientific）、Quinne's advantage cleavage medium/blastocyst medium（Cooper Surgical，US）等。

2.单一培养液 单一培养液基于"让胚胎自行选择"的理念，其单一的培养液配方可以支持从杂合子到囊胚的发育过程，胚胎在其生长发育过程中自行从培养液中取舍所需要的营养物质。单一培养液的设计：人类输卵管液中葡萄糖浓度为0.5～3.15mmol/L，单一培养液中葡萄糖浓度为1.0～2.0mmol/L；含有必需氨基酸和非必需氨基酸；使用更稳定的双肽谷氨酸，减少氨的产生；将EDTA的浓度降至0.01mmol/L，在不影响胚胎发育的同时，发挥其克服2-细胞阻滞的作用。

单一培养液在IVF全程中使用含有一种配伍的培养液，可以选择全程不换液，也可选择在受精后3天更换一次培养液。其优势在于避免胚胎受到渗透压波动或其他应激的影响，3天不换液还可保留胚胎自分泌和旁分泌的生长因子的作用。

目前商品化供应的单一培养液有Global（IVF Online，Guelph）、GM 501（Gynemed，Lensahn，Germany）和SSM（Irvine Scientific，Santa Ana，CA）三种。

以上两类培养液的设计理念不同，但目前的临床使用结果并没有明显的差异。大量研究显示两类培养体系下胚胎发育的各个参数以及胚胎植入率和临床妊娠率均无显著差异，没有发现任何一种培养液的体系优于其他培养液。尽管如此，序贯培养液的使用一直占主导地位。我院自成立至今，一直使用序贯培养液，目前使用的是Vitrolife的G5系列（表3-2）。

表3-2 常用试剂列表

商品名称	用途
G-IVF-Plus	洗精受精液
G-I-Plus	卵裂胚培养液
G-II-Plus	囊胚培养液
G-MOPS	取卵-胚胎处理液
OVOIL-100	组织培养用油
SpermGrad-30	精子梯度分离液
G-MOPS-Plus	取卵-胚胎处理液
THAW-KITI	卵裂胚慢速解冻液
KITAZATO VT-101	玻璃化冷冻液
KITAZATO VT-102	玻璃化解冻液

3.注意事项　培养液的运输和保存是影响其质量的重要环节，目前我院的培养液均采用全程冷链运输。接收培养液时应仔细检查运输箱内包装和运输时的温度是否达标，发现包装破损或剧烈震动引起蛋白析出者应弃用。

我院使用恒温医用冷藏箱保存培养液，明确标记各试剂的存放位置。

培养液从原试剂瓶中取出、分装或重新配制时，所有的新容器和内容物必须仔细标记，并在原试剂瓶标明开封日期。

第二部分 ▶

质量控制与管理

质量管理包括质量控制和质量保证，质量控制是对程序的各个方面进行监控的过程，用以确定各程序是在事先设定的可接受的范围内运行，以确保其稳定性和可重复性。质量控制的目的是确定并记录程序保持稳定的状态。IVF实验室是人类辅助生殖技术的重要组成部分，其工作质量直接关系到辅助生殖治疗的成败，如何建立完善的质量控制体系、保证IVF实验室的工作质量始终是我们亟待解决的重要问题。在IVF实验室采用全面质量管理（TQM）和质量环（PDCA）等标准化的质量管理工具，对环境、仪器设备、耗材试剂、人员及体外操作等各方面进行质量控制，有利于保证和提高人类辅助生殖技术（ART）实验室的工作质量。

第4章

环境的质量控制与管理

IVF实验室是专门处理配子与胚胎的场所。人类配子与胚胎对温度、湿度、光照、污染等物理和化学变化极其敏感。虽然胚胎对于其所暴露的环境具有高度的适应性，但是任何"适应"都是生理应激的来源，细胞应激也可能导致胚胎的基因表达、调控或两者的同时改变，包括印记基因的表达和表观遗传学效应，而这些都有可能被遗传。因此，建立稳定、可靠的IVF实验室，严格控制实验室环境具有重要意义。

一、外部环境

ART实验室在建立之初即应充分考虑到环境因素的影响。实验室选址时应注意以下几点：①远离有毒有害气体排放地区，尽量避免靠近马路、加油站、餐馆、锅炉烟囱、化工厂等地段。②远离医疗放射性科室及可能有放射性污染的研究所及科研机构。③避免粉尘污染，粉尘可以在空气中随气流飘浮，是各种微生物的载体。空气中的粉尘越多，越容易造成培养过程中微生物的生长，因此选址时要避开扬尘、粉尘严重的地段，如建筑工地、水泥砖瓦厂等。④远离生物污染，远离可能吸引和滋生可传播细菌和病毒的昆虫（如蟑螂、蚊虫）的场所，如餐馆和食堂等。

二、内部环境

实验室的环境不仅与实验室内部的设计和设置有关，也与实验室的外部环境密切相关。实验室内部环境主要是指实验室内部的温度、湿度、光照和空气质量。实验室的空气质量主要从洁净度和挥发性有机化合物（VOC）两个方面来衡量。

1.温度　配子、胚胎在体内的生存环境为37℃，因此在体外操作时，维持37℃的温度是非常重要的。研究表明，减数分裂时期纺锤体对环境的改变非常敏感，尤其是温度的波动。理论上实验室温度越接近37℃，体外操作时温度波动越小，对配子、胚胎的影响越小。实际工作中，还要考虑工作人员和设备的因素，温度过高不仅给工作人员带来不适，还会影响设备的散热和正常运转。因此，实验室内的温度一般控制在（24±2）℃。为减少体外操作带来的温度波动，实验室还应配备保温设备，如恒温热板、加热试管架等。配子和胚胎在培养皿或试管的培养液中孵育，其温度与设置温度存在4～6℃的差异。因此，最终设置值的确定应以到达培养皿内液滴的温度为主要参考。此外，测量热板温度时，还要充分考虑超净台风机的影响及热板不同加热区域的差异。

2.湿度　湿度的影响主要涉及体外操作过程中由于培养液内水分的蒸发而带来的培养液渗透压的改变。培养室内的湿度保持在40%～60%为宜，湿度过高会给工作人员带来不适，容易腐蚀设备或促进微生物生长，不利于实验室内部环境的控制；过低的湿度会加剧水分的蒸发，影响培养液的渗透压，不利于配子和胚胎的发育，同时也易产生静电，存在潜在突发风险。

目前的培养体系大多选用矿物油或石蜡油覆盖培养液预防水分蒸发，保障培养液的渗透压和各种成分浓度的恒定，减少pH的急剧波动。在实际工作中，还要保证覆盖矿物油的液面厚度以及减少培养箱外的操作时间。

3.光照　动物实验表明，胚胎的发育不仅受光线强度的影响，也受波长的影响。暴露在照度为900lx的可见光下的仓鼠2-细胞胚胎，其桑椹胚及囊胚的发育率显著低于暴露在照度为200lx的可见光下的胚胎。暴露在红光（620～750nm）下的胚胎，其桑椹胚及囊胚的发育率显著高于暴露在蓝光（445～500nm）下的胚胎。因此，推荐实验室使用可调节亮度的白炽灯或在显微镜上安装滤光片，避免有害波长的光线对胚胎发育造成影响。

4.洁净要求　依照《中华人民共和国国家标准　洁净厂房设计规范》（GB 50073—2013），洁净室的定义为空气悬浮粒子浓度受控的房间。它的建造和使用应减少室内诱入、产生及滞留粒子。由于细菌和其他污染物可以附着在粒子上，所以减少粒子浓度相当于提高了空气质量。空气正压通过过滤效率逐渐提高的系列过滤器可以除去空气中的微粒。原卫生部发布的《人类辅助生殖技术规范》（2003）中规定，体外受精（IVF）实验室环境需符合卫生部医疗场所Ⅰ类标准，建议设置空气净化层流室。依照《医院洁净手术部建筑技术规范》的要求，洁净手术部用房分级为Ⅰ级的洁净用房，空气洁净度级别应为5～6级，相当于百级和千级的净化标准。胚胎操作区必须达到百级标准。实验室的工作人员、操作过程、设备等均可以导致污染粒子的产生。因此，保持实验室的洁净要求除了空气过滤以外，还需洁净室的正确设计和建设。此外，应按要求定期检测实验室的压差和洁净区的洁净度，定期更换过滤器（包括初效、中效、高效过滤器）以保证实验室的洁净要求。制定严格的洁净操作制度（包括严格控制物流、人流、实验室人员着装及卫生等），规范实验室人员的行为。在保证空气质量的前提下，还要定期清洁超净工作台台面，进行工作台面的细菌培养，保障工作台面的洁净。

5.VOC　即可挥发性有机化合物，在正常的室温和压力条件下可以挥发。实验室内的仪器设备、产品包装、印刷品、清洁剂、消毒剂、化妆品、手术器械、装修材料、塑料制品的耗材等均可产生VOC。1997年Cohen等检测分析IVF实验室内空气中的化学分子，结果表明空气中的化学分子污染（chemical air contamination，CAC）会严重影响胚胎发育。实验室内高浓度的VOC会对小鼠IVF胚胎造成严重的胚胎毒性，导致胚胎质量下降和发育受阻。但目前尚无控制ART实验室VOC的质量标准。为减少VOC对配子和胚胎的损害，建议采取适当的措施改善实验室的空气质量，特别是采用能够去除VOC的净化系统，如在通风系统内安装的过滤器中置入活性炭和高锰酸钾；或在实验室内安装空气过滤器，气体在进入培养箱之前推荐经由空气过滤器来降低和去除VOC。此外，建议制定实验室相关制度，以减少VOC的释放。

第5章

设备的质量控制与管理

实验室仪器设备的摆放既要方便配子和胚胎的操作，又要兼顾安全和清洁。所有仪器设备都应有详细的档案，包括仪器的名称、编号、厂家、使用日期、使用说明及维修保养记录等。每种仪器必须在规定的时间测试其功能及运转情况。

一、培养箱

培养箱的管理应由专人负责，操作界面只有仪器管理者才可以进入。使用时在CO_2气瓶出口处连接高低压力调节表，高压显示钢瓶内的压力，低压显示培养箱入口的压力。不同品牌的培养箱对CO_2压力的要求不同，使用时应按照培养箱要求将气瓶压力调至要求的范围。压力过大会加速气体消耗，损伤CO_2传感器；压力过低，培养箱内气体恢复时间太久。培养箱进气口应加装气体过滤器，并按要求定期更换。培养箱的底层放置无菌水盘，至少加入2/3的超纯水以保证培养箱内的湿度。培养箱至少每3个月采用干热灭菌的方式消毒一次。消毒前，先取出水盘，再关闭培养箱电源，以免箱体内形成水珠影响CO_2或O_2探头的使用寿命和精确度。

二、超净工作台

超净工作台是进行卵子、精子和胚胎操作的主要区域，空气洁净度必须达到百级层流标准，因此定期维护超净工作台非常重要。定期更换（或清洁）初效过滤器，以免积尘影响进风量而降低洁净效果。高效滤器也有一定的使用时限，其实际使用寿命与室内空气质量相关。当不能达到理想风速时，说明高效滤器已失效，需更换。高效滤器的更换严格按照操作规程进行，更换后做好维护记录。超净工作台内必须减少干扰风向的设施和操作。

超净台内进行卵子和胚胎操作的适当区域必须有恒温设施，这些恒温设施通过温度感受器和微处理芯片控制电加热丝来控制温度。使用年限过久，恒温设施加热的精确性会受到影响。在日常工作中，应定期以培养皿内液体、液滴的实际温度为主要参考，并采取多点测量的办法设置恒温设施的温度。

超净工作台的台面容易受到各种污染，建议每半天工作结束后用灭菌注射用水擦拭工作台面，每日工作结束后依具体情况用灭菌注射用水或IVF实验室专用台面清洁剂擦拭工作台面。如果有液体溢出或洒在台面，应立即进行清洁处理。

三、显微镜

显微镜光学部件的清洁与维护对于高质量的成像非常重要。显微镜内外的尘埃、指印、油渍等会降低相差及分辨率。微分干涉相差（differential interference contrast，DIC）对镜头的污染及划痕尤其敏感。实验室工作人员应每日对显微镜外部进行清洁，还应定期由专业工程师对显微镜进行调试和内部清洁。显微镜不使用时应将其盖起，并塞紧镜头转换器上所有空洞部位。清洗镜头时，避免镜头接触任何东西，杜绝使用面巾纸擦拭镜头，可用无油的专用毛刷刷去灰尘或是用低速洁净的空气吹掉灰尘。

倒置显微镜配有恒温平台，用于胚胎的观察和评分。显微镜的恒温平台温度也应定期进行校准。

显微操作系统用于对配子或胚胎的显微操作。不管使用何种类型的显微操作系统，固定器和注射器的精度及两个方位的臂移动精度都必须保证。

四、液氮罐

液氮罐用于存放卵子、精子和胚胎，一旦液氮罐的质量出现问题，损失将是无法挽回和弥补的，其重要性不言而喻。液氮罐在充液氮前要用少量液氮预冷，以防降温太快损坏内胆，减少其使用年限。避免将液氮洒在真空排气孔上，以免真空度下降。严禁用硬物清除颈管内的冻霜；若发现外表挂霜，应停止使用。避免拖拉液氮罐，避免相互撞击或与其他物件碰撞。液氮罐闲置不用时，要用清水冲洗干净，将水排净，鼓风机吹干，常温下放置待用。使用中的液氮罐必须每年进行一次清洁和消毒。清洗时先用中性洗涤剂洗刷，再用不高于40℃的温水冲洗干净，将水排净，自然风干或用鼓风机吹干，待内胆充分干燥后，才可再充装液氮。

五、冰箱

辅助生殖实验室的冰箱应属专用，不得存放对配子和胚胎有害的物质。在日常工作中，注重冰箱的消毒、清洁及除霜，每半年校准一次冰箱内温度。冰箱内放置标准温度计，每天记录冰箱的温度值。

第6章

培养液和耗材的质量控制与管理

培养液、培养皿和其他耗材是胚胎实验室最为重要的消耗品，其质量的稳定性直接决定配子、胚胎的培养结局。所有培养液和耗材的到货、检测及使用要有详细的记录。培养液收货时即检查冷链运输是否合格，是否有合理的效期。耗材收货时检查所到耗材的包装是否完整。每一批号的培养液、培养皿及其他与配子/胚胎直接接触的耗材在使用前都需要做质量控制实验，如精子生存实验（human sperm survival assay，HSSA），合格后方可使用。

一、精子生存实验

受精卵和早期胚胎对微环境的变化十分敏感，理想的培养环境应该是无毒的。因此，在辅助生殖全程中需要有敏感的实验室质量控制系统全方位地监督和检测所有环节，包括所有培养液以及与配子/胚胎直接接触的耗材是否具有细胞毒性，从而保证胚胎质量。常用的生物学质量控制试验有以下几种：精子体外存活实验、小鼠胚胎生物学检测、人类卵母细胞/胚胎培养法、体细胞增殖试验等。精子体外存活实验包括仓鼠精子活力测试和人精子生存实验。其中，人精子生存实验建立于20世纪80年代，是通过观察精子活力的变化，发现培养环境中的细胞毒性成分，从而找出影响胚胎发育的实验室因素。其优点有取材方便、经济，而且对低含量的毒性成分十分敏感，因而被广泛应用于临床工作中。

精子生存实验具体操作方法如下：选取一份正常的精液标本，采用上游法分离活动精子，调节活精子密度。一支试管中加入0.5ml待检测培养液及0.5ml精子悬液作为实验组，另一支试管中加入0.5ml对照培养液及0.5ml精子悬液作为对照组。将两组标本置于CO_2培养箱孵育，每隔24h混匀精子并做精液分析。在实验第3天计算精子存活指数（精子存活指数=实验组精子存活率/对照组精子存活率），若精子存活指数>0.7说明实验有意义，若存活指数>0.85说明实验合格，否则表明该培养系统可能存在潜在胚胎毒性。

二、其他检测

1.pH　检测pH前应将培养液完全平衡，检测的条件应是培养胚胎的条件，可借助实时pH检测仪读取培养液的pH。实验室应根据自己所使用的培养液，结合培养液说明书，设置达到适宜pH所需的最佳CO_2水平。需要注意的是，培养液要经过充分的平衡才能达到稳定的pH。

2.渗透压 自行配制的试剂使用前必须测试渗透压，同一标本应在可接受的范围内波动。

3.警戒检测 在IVF实验室内使用胚胎发育警戒检测非常必要，应作为质量控制体系的一部分。首先依据各生殖中心的经验建立各项指标的正常值和警戒值，如根据前一年的总结确定IVF/ICSI受精率、卵裂率、可移植胚胎率、优质胚胎率、临床妊娠率、种植率等。对胚胎发育进行警戒检测时，如果上述指标的下降超出了可控范围，需要临床和实验室共同分析，查找原因，及时整改。

第7章

人员的质量控制与管理

IVF实验室技术人员的管理是实验室管理的核心，技术人员对规章制度的执行力度，决定着实验室管理的效果。胚胎培养涉及多个环节、多个岗位，技术人员应职责分明、分工合作，才能高质量地顺利完成胚胎的体外培养。每名实验室技术人员既是质量控制的参与者，也是质量控制的对象。应该充分认识到尽管IVF实验室技术不能提高配子/胚胎固有的发育潜能，但技术人员的操作可以影响配子及胚胎的结局。单纯从质量控制的对象来说，实验室技术人员的操作水平是胚胎体外培养质量的关键因素之一，因此做好人员质量控制对于维持稳定的成功率是至关重要的环节。有条件的生殖中心可以申请ISO质量认证或者由政府部门或行业协会制定相关规定，对IVF实验室的质量认证提出要求。目前IVF实验室可以申请两种ISO认证/认可，质量管理体系认证标准（ISO 9001:2015）和医学实验室技术能力认可标准（ISO 15189:2012）。在建立严苛的质量体系之后，生殖中心可以对结果有更好的监测，并对所有过程进行详细回顾；一旦出现任何潜在风险或发生事故，可以更快速地发现它们并做出响应，通过排除法迅速找到问题所在。统计显示，在建立质量体系之后，生殖中心结果的波动显著减少。对于没有取得ISO认证的生殖中心，也应制定严格的实验室标准化操作流程（standard operation procedure，SOP），其标准格式包括：目的、适用范围、适用人员、操作方法、风险与安全性考虑、资质要求、参考资料等。对于不同职责分工的人员，应根据其相应的职责进行质量控制与管理。

一、实验室负责人

组建一支优秀的团队；制定一套具体的工作程序和标准流程；考核团队中所有人员的各项工作质量；调动和激励工作人员的积极性和主动性；切实深入一线工作的方方面面，而非高高在上进行管理；组织、协调IVF实验室的工作，保证IVF实验室工作流程顺利进行，包括实验室人员不足、突发事件等；实现IVF实验室团队的价值和目标。

二、主要技术人员

每月应对所有技术人员的各项操作结果进行统计分析，如拾卵操作、脱颗粒细胞操作后的优质胚胎率、囊胚形成率及妊娠率，观察和挑选胚胎、移植胚胎、冷冻胚胎和解冻胚胎等各项操作的妊娠率等。为减少患者因素导致的误差，建议使用质量控制（QC）组进行分析（各生殖中心可根据具体情况制定QC组的选择标准，一般选择<35岁、卵巢储备正常、非反复失败的患者，当然也可增加入组标准如选择继发不孕、输卵管因素等，但过于严格的标准可能导致QC组病例数过少，同样也会造成分析结果产生误差，需权衡制定适宜自己中心的标准）。当人员之间的操作结果有显著差异时，要进一步分析患者的临床情况，排除临床因素后，关注人员操作是否按标准化流程进行，组织技术人员观摩成功率最高的技术人员的操作，并进行学习。除操作水平外，还要充分考虑技术人员其他方面的效率、效果，如科研水平、日常工作出错率、团队协作精神、奉献精神等很难进行量化控制的指标。

三、辅助技术人员

协助主要技术人员完成实验室各项技术操作。协调完成IVF实验室每日记录的数据，包括实验室内外温湿度、配子/胚胎体外培养记录、耗材和试剂订货到货、仪器设备维修保养、液氮使用记录等多个部分，统计工作中的错误发生率、工作及时完成程度及准确性和完整性。

四、技术人员培训

建立实验室工作人员的培训档案，详细记录其培训的过程和胜任的岗位，包括其入职时间、学历、培训内容、培训时间/操作例数、考核结果、带教老师、考核老师等内容。培训步骤：①熟悉实验室环境、人员和作业流程；②观摩，在此期间，带教老师要细致地讲解每一项操作的内容、注意事项及原因；③在老师指导下操作；④在老师监督下独立操作；⑤考核，独立操作；⑥培训全程的完整文字记录。IVF实验室技术人员的培训是一个耗时较长的过程。要求带教者和受培训者有足够的耐心和毅力，实验室管理者及生殖中心管理者不能以任何理由，把未完成培训的技术人员安排到实际工作岗位独立工作。

五、数据的质量控制分析

数据的记录、反馈和分析是辅助生殖实验室质量控制体系中的重要环节，起到预警和反馈的作用，为在质量管理过程中发现问题、防止问题扩大化、解决问题提供可靠的依据和有力的工具，对实验室工作质量的持续提高有十分重要的意义。主要包括以下几个方面：

1.实验室的各项操作均应有纸质记录和电子记录，建立数据库，实验室数据应被及时准确地输入数据库中，以便进行统计分析。

2.建立IVF-胚胎移植（ET）临床及实验室数据分析指标并准确定义，包括：

（1）平均获卵数：每周期平均获卵数。

（2）获卵率：获卵数/临床取卵手术穿刺卵泡数×100%。

（3）ICSI周期MⅡ卵数：ICSI周期MⅡ期卵母细胞数。

（4）ICSI周期MⅡ卵率（卵母细胞成熟率）：ICSI周期MⅡ卵子总数/获卵数×100%。

（5）IVF正常受精率：常规体外受精周期第1日（D1）出现两个原核（2PN）的卵母细胞数/IVF授精卵母细胞总数×100%。

（6）ICSI正常受精率：ICSI周期D1出现2PN的卵母细胞数/MⅡ卵母细胞数×100%。

（7）卵裂率：卵裂胚胎数/受精卵母细胞数×100%。

（8）第3日（D3）优质胚胎率：D3优质胚胎数/卵裂胚胎数×100%。

（9）囊胚形成率：形成囊胚数/行囊胚培养卵裂期胚胎数×100%。

（10）可利用囊胚形成率：可利用囊胚数/行囊胚培养卵裂期胚胎数×100%。

（11）解冻胚胎存活率：解冻胚胎存活数/解冻胚胎总数×100%。

（12）β-人绒毛膜促性腺激素（hCG）阳性率：β-hCG阳性周期数/移植周期数×100%。

（13）临床妊娠率：临床妊娠周期数/移植周期数×100%。

（14）胚胎种植率（着床率）：孕囊数/移植胚胎数×100%。

3.正确运用统计学工具进行数据的统计分析。

4.定期（短期：周报、月报；长期：半年或一年）进行数据汇总、汇报和分析总结，及时发现问题并加以纠正。

第8章

IVF实验室安全风险及风险预防

一、IVF实验室安全风险

安全风险是指某一特定危险情况发生的可能性和后果的组合，涉及危险发生的不确定性、危险发生后造成的损失或伤害。根据风险的严重程度，将安全风险分为以下几个等级（表8-1）。

表8-1　安全风险分级——根据风险的严重程度

分级	严重程度说明	对业务的影响	对患者/胚胎的影响
1	不重要	对生殖中心业务造成不便，但对声誉或盈亏没有影响	造成一些不便或暂时性的不适
2	轻微	对声誉造成较小的影响，且该影响很容易修复，造成轻微的经济损失	不需要医疗干预的轻微损伤或暂时性障碍。可能需要使用替代装置
3	中度	对声誉造成中度影响，且该影响不容易被修复。造成中度经济损失	需要医疗干预
4	重大	对声誉造成不可挽回的重大影响。造成重大经济损失	造成永久性损伤或威胁生命的损伤
5	灾难性的	业务崩溃	死亡

根据对风险的防控程度可以将安全风险分为以下几个等级（图8-1）。

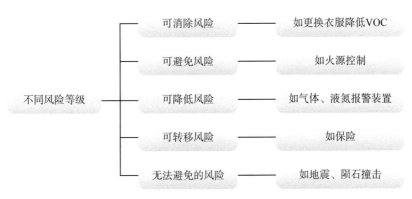

图8-1　安全风险分级——根据对风险的防控程度

二、IVF实验室安全风险预防

IVF实验室应最大限度地保证患者的配子与胚胎的安全以及操作的准确性。应充分考虑到IVF实验操作过程中患者配子与胚胎所面临的风险，采取相应措施降低和避免风险的发生，将其制度化或作为SOP。

1.自然风险　如地震、水灾、火灾、风灾、雷电等自然现象。自然风险属于发生率很低，但危害性极大的风险。尽管在自然灾害面前人类显得无能为力，但也应发挥人类的主观能动性，采取一定的预防措施来降低风险的危害，如提高实验室的抗震级别、建立上下班检查制度、检查仪器设备是否运行正常并签名等。火灾是发生率相对较高的一种风险，IVF实验室应严格按照国家消防法规建设实验室，如耐火等级应不低于二级、建筑材料应采用不燃或难燃材料、室内外应设置灭火器；应设置排烟设施；空调和通风系统应设置防火装置；自动喷水灭火系统、水喷雾灭火系统、泡沫灭火系统和固定消防炮灭火系统等系统应设置消防水泵接合器。

安全疏散原则：每个防火分区的安全出口数量应经计算确定，且不应少于2个，距最近的安全出口不超过15m；疏散门和安全出口净宽度不应小于0.90m，疏散通道和疏散楼梯的净宽度不应小于1.10m；安全出口全部直通室外，确有困难的按规范规定处理；建筑的楼梯间宜通至屋面，通向屋面的门或窗应向外开启。

2.操作安全风险　IVF实验室操作应遵循"无菌、无毒、无误"原则。

（1）进行严格的无菌操作：所使用的耗材及培养液均为一次性无菌产品；严格执行手卫生规定，操作之前认真洗手；所有配子与胚胎的体外操作均在百级净化条件下进行；操作结束后用消毒剂认真清洁工作台面等。

（2）使用经验证（MEA实验、内毒素检测、人精子生存实验等）无胚胎毒性的耗材和培养液。采取措施减少VOC对配子和胚胎的影响，包括将办公区与培养室分开，实验室工作人员禁止使用化妆品，耗材及试剂在使用或存放于实验室前应去除外包装，避免使用有挥发性化学物质的消毒剂，安装空气过滤装置等。

（3）在配子与胚胎的操作过程中加强每一个环节的核对，避免在同一操作区域内同时操作2位或多位患者的配子或胚胎等。

（4）工作人员易接触到患者的体液、血液，存在职业暴露的风险。因此，在操作过程中对所有患者的标本均应视为"生物危险品"，做好自我防护。另外，为避免交叉感染，对于有特殊感染史的患者，应设置单独的液氮容器保存其配子与胚胎，如设有保存乙肝、丙肝、梅毒感染史患者冷冻胚胎的液氮罐等。

3.仪器设备安全风险

（1）双路供电，推荐配备不间断电源（UPS）或远程报警装置，保证断电后及时供应。

（2）购买备用设备，以防现有设备临时出现故障影响工作。

（3）专人负责，定期检查实验室的水、电、插头等是否安全牢固。

（4）定期给配子与胚胎的冷冻储存容器添加液氮，保证患者冻存配子与胚胎的安全，建议安装有远程报警功能的报警器。

（5）培养箱的安全：建议安装培养箱的监测系统及远程报警系统，即使在无人看守的情况下，也可以及时收到通知，便于及时处理。

（6）检查气体供应设施是否运转正常，包括气体分压是否符合要求，瓶内气体种类、纯度、浓度是否符合要求等。

4.其他

（1）培养液：常规使用两套培养液系统以备应急；培养液发现异常，立即更换为备用培养液系统。

（2）标本污染：一旦发生标本污染，应立即向负责人报告并将污染标本送检验科行细菌学检查，以明确污染源。污染的胚胎一般不建议移植。对于污染较轻者，可使用大量含不同抗生素的培养液多次充分清洗胚胎，继续培养，如次日继续发育且无细菌生长，胚胎质量好，可考虑在患者知情同意后移植。移植前需根据患者抗生素过敏史决定是否移植；若继续有细菌生长，则放弃移植。

（3）停电：对于有通知的停电事件，在接到停电通知后，启动医院应急发电系统、应急照明设备（应急灯、手电筒），了解停电时间段，合理安排手术。临床医师负责告知患者停电时间、原因，做好解释工作，取得患者的合作；实验室人员则检查UPS的连接及运行情况，保证CO_2培养箱和冷冻试剂冰箱等重要仪器的正常运行，并及时切换至医院发电系统。对于突然停电事件，工作人员与后勤管理部水电组取得联系，汇报实验室和中心负责人，检查实验室UPS是否正常运行，特别是含有胚胎的CO_2培养箱和冷冻试剂冰箱，并及时切换至医院发电系统。

（4）停水：对于有通知的停水，在接到停水通知后，立即储备足够本中心所需用水。对于突然停水事件，及时与水电组人员取得联系，了解停水时限，报告中心负责人，合理安排工作，需要时可以向未停水科室请求支援或院外取水。每日检查实验室储备水，保证实验室1周用水量。

第9章

层流室的质量控制细则

1.胚胎室的层流设施在有配子或胚胎时不得停机，每年定期更换高效滤网，每周更换进风口初效滤网，更换时间记录于"层流室初效滤网更换记录单"。

2.胚胎室工作人员需穿专用清洁、消毒的工作服，换专用鞋，戴消毒口罩、帽子，清洗、酒精消毒双手，风淋后方可进入。

3.任何试剂、耗材及物品用75%乙醇（酒精）消毒、风淋后方可进入胚胎室。

4.超净工作台、桌面培养箱、恒温热板开启30min后方可进行操作。

5.每半天工作结束后用灭菌注射用水擦拭工作台面，每日工作结束后依具体情况用灭菌注射用水或IVF实验室台面清洁剂擦拭工作台面，清水清洁地面，填写每日操作检查表。

6.每月定期在胚胎室、精液优选室和手术室的不同区域采样进行细菌培养。

7.为维护胚胎培养室内胚胎及冷冻胚胎的安全，进出胚胎培养室的人员必须加以管制。下班前要确认出入口皆已上锁。

8.定期使用手持VOC气体检测仪（图9-1），检测胚胎室环境中有无挥发性有机化合物。

新仪器或新一批号耗材到货时，需用该检测仪检测后方可进入胚胎室。

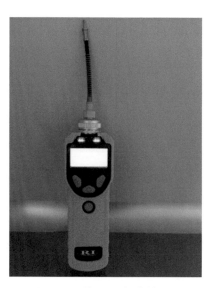

图9-1　手持VOC气体检测仪

9. Coda Air空气净化装置已被证明可有效地过滤胚胎培养环境中的VOC和CAC，增强和改善ART实验结果。在配子操作过程中，须保证Coda处于开启状态，并按照说明书要求定时更换滤网（图9-2）。

10.工作时间保持空调和电热加湿器处于开启状态，以保证层流室处于恒定温度和湿度（图9-3）。

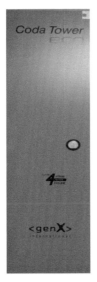

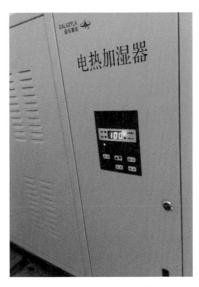

图9-2　Coda实验室空气净化器　　　图9-3　电热加湿器

第10章

胚胎室设备的质量控制与管理细则

一、培养箱

每日8:00或开始工作前0.5h,打开CO_2检测仪,将接口连接至培养箱,按下测定键待其自动停止,将CO_2显示值和测定值记录于"IVF实验室二氧化碳培养箱测试记录";记录温度计测得的温度和培养箱的显示温度。实测温度应在36.5~37.5℃,CO_2浓度应在7.0%(图10-1)。培养箱温度和CO_2浓度的调节参见各培养箱说明。

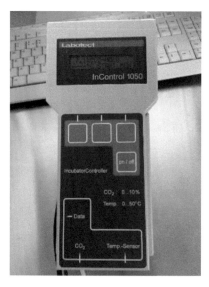

图10-1　CO_2检测仪

每周用无菌纱布清洁培养箱,更换培养箱水盘内的灭菌注射用水,记录在"IVF实验室二氧化碳培养箱测试记录"。

每3个月进行培养箱消毒。关闭培养箱及相应气瓶,取出培养箱内所有的面板、架子和盛水盘。灭菌注射用水擦拭可拆卸部件2次,晾干后置烤箱180℃,3h。培养箱内不可拆卸部件用酒精纱布由上向下、由内向外擦拭2次,灭菌注射用水擦拭2次,晾干后水盘内装满灭菌注射用水方可安装。在"IVF实验室二氧化碳培养箱测试记录"中记录培养箱清洁日期和清洁人员。经测定CO_2与温度均在正常范围,培养箱方可使用。

FORMA培养箱内滤器应每年更换一次，并记录于"培养箱和气瓶滤器更换检查记录"。

二、冰箱

每日8:00或开始工作前0.5h，检测冰箱内温度。冰箱温度的检测依据其内部放置的温度计，检测结果记录于"冰箱温度检查记录"。冰箱冷藏室温度应在2～8℃，冷冻室温度应在−18℃。

三、加热装置

每日8:00或开始工作前0.5h，读取加热装置上表面温度计读数，记录于"加热装置检查记录单"。表面温度应达38℃。加热装置的显示温度应达39℃（图10-2）。

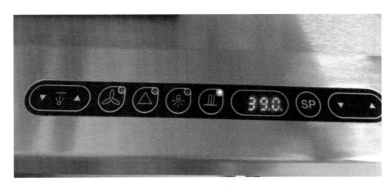

图10-2　检查加热装置温度

四、实验室环境

每日8:00或开始工作前0.5h，监测胚胎室温度和湿度，并记录于"胚胎室外部环境记录单"。室内温度应在23～26℃，湿度应在45%～75%（图10-3）。大气温度和异常天气状况也应记录于"胚胎室外部环境记录单"。

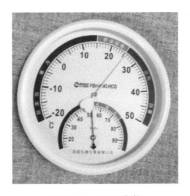

图10-3　温湿度仪

五、气瓶

每日8:00或开始工作前0.5h，监测气瓶内CO_2和N_2压力，记录于"气瓶压力监测表"。减压阀的压力应在$0 \sim 0.1$bar，GALAXY培养箱的气瓶减压阀压力应在$0 \sim 0.05$bar（图10-4）。顺时针旋转减压阀可增加压力，逆时针旋转可减少压力。气瓶滤器每6个月更换一次，记录于"培养箱和气瓶滤器更换检查记录"。

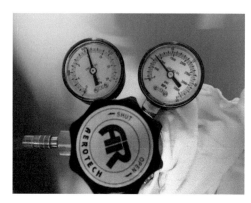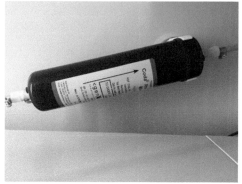

图10-4　检查气瓶压力和气瓶过滤器

当总阀门显示近零时应及时更换气罐，需按以下程序进行：

1.顺时针方向旋转气瓶总阀门，关闭气瓶。

2.向上旋转总阀门接口，卸下减压阀。

3.移走空的气瓶，移入新的气瓶。

（1）再次检查确认更换的气体是否正确。

（2）向下旋转总阀门接口，安装减压阀。

（3）逆时针打开总阀门阀，检查气瓶总压力和减压阀压力。切记，减压阀压力不能超过规定范围。

（4）确认管道连接部位没有漏气。如发现漏气，应关闭总阀门，逐一检查修复。

（5）确认总阀门和减压阀压力正常，培养箱气体供应正常。

六、液氮

液氮储存罐每周至少检查一次，并将结果记录于"液氮储存罐检查记录"。液氮高度应＞30cm（图10-5）。如果罐内液氮低于此值，应当立即添加液氮，添加后记录于"液氮储存罐检查记录"。

液氮运输罐内无液氮时，应及时通知供货商订购。

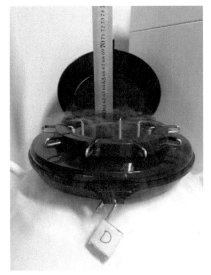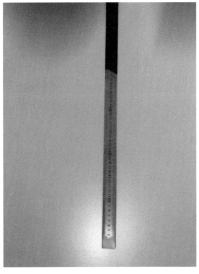

图10-5 液氮高度的测量

七、注意

所有测量仪器的工作状态都必须定期校验以确保仪器的性能和准确度符合要求。

第三部分 ▶
基本操作

第11章

培养液、培养皿的准备

一、原理

胚胎室所有培养基必须新鲜配制，某些培养基必须在使用前一天配制，并置37℃预热和（或）7%CO_2平衡。培养基的配制必须遵从使用说明和实验室指南。

（1）每位患者使用一种特定颜色，这种颜色将标记其所有培养皿、试管、培养箱、记录等。

（2）培养皿、试管明确标识患者姓名，洗精用培养基标识夫妻双方姓名。

（3）所有培养基微滴必须用矿物油完全覆盖。

（4）所有培养基和耗材必须通过质控测试并记录。

（5）所有培养基必须在有效期前使用。

（6）如果培养基呈现某种异常，如颜色等性状改变，禁止使用。

（7）核查者必须复核培养基配制的全过程。

（8）培养基开封30天后或超过有效期禁止用于配子及胚胎培养。

二、实验室使用的主要培养液及用途

具体见表11-1。

表 11-1　常用IVF-ET培养液及用途

培养液名称	添加蛋白含量	用途
G-IVF-Plus	10%	卵子培养、精液洗涤和培养、受精
G-I-Plus	5%	卵裂期胚胎培养
G-II-Plus	5%	囊胚期胚胎培养及胚胎移植用
G-MOPS-Plus	5%	专供CO_2培养箱外处理配子与胚胎时使用
G-MOPS	0	冲洗取卵针

三、操作过程

（一）取卵前一日

1.IVF授精皿（图11-1）

（1）捡卵用培养皿：1个35mm培养皿中加入2ml G-MOPS-Plus，覆盖1.0ml

组织培养用油，37℃预热。

2个35mm培养皿中各加入1.5～2ml G-IVF-Plus，其中一个覆盖1.5ml组织培养用油，37℃预热，7%CO₂平衡。

（2）授精及过夜用培养皿：35mm培养皿中做8个70μl G-IVF-Plus微滴，覆盖2.7ml组织培养用油，37℃预热，7%CO₂平衡。

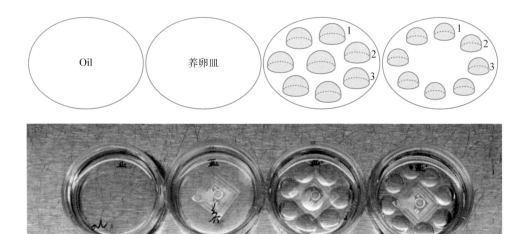

图11-1　授精方式是IVF/R的培养皿准备

（1）卵子清洗皿（G-IVF-Plus＋Oil）；（2）养卵皿（G-IVF-Plus）；（3）授精皿（G-IVF-Plus＋Oil）；（4）IVF授精后过夜培养皿（授精方式为IVF的培养液为G-IVF-Plus＋oil，授精方式为R的培养液为G-I-Plus＋Oil）

根据预计取卵数，小于20枚卵子需1个授精皿、1个授精后培养皿，大于20枚卵子需2个授精皿。

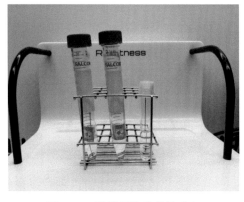

图11-2　洗精用培养基的准备

（3）洗精用培养基：5～6ml/人G-IVF-Plus（图11-2）。

（4）冲针用培养基：125ml G-MOPS中加入1ml肝素，12～15ml/人，37℃预热。

2.ICSI授精皿

（1）捡卵用培养皿：1个35mm培养皿中加入2ml G-MOPS-Plus，覆盖1.0ml组织培养用油，37℃预热。

2个35mm培养皿中各加入

1.5～2ml G-IVF-Plus，其中一个覆盖1.5ml组织培养用油，37℃预热，7%CO₂平衡。

（2）授精后培养皿（图11-3）：35mm培养皿中做8个70μl G-I-Plus微滴，覆盖2.7ml组织培养用油，37℃预热，7%CO₂平衡。

根据预计取卵数，6～20枚卵子需1个胚胎清洗皿、1个授精后培养皿，大于20枚卵子需1个胚胎清洗皿，2个授精后培养皿。

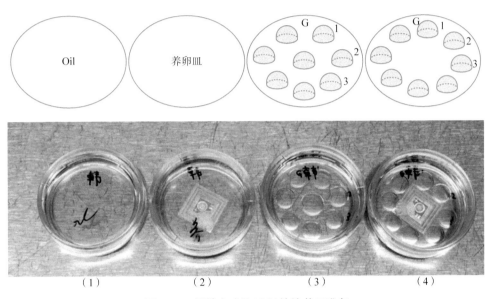

图11-3 授精方式为ICSI的培养皿准备

（1）卵子清洗皿（G-IVF-Plus＋Oil）；（2）养卵皿（G-IVF-Plus）；（3）ICSI后清洗皿（G-I-Plus＋Oil）；（4）ICSI后过夜培养皿（G-I-Plus＋Oil）

（3）洗精用培养基：外周精液：5～6ml/人 G-IVF-Plus。附睾、睾丸精子：2～3ml/人 G-IVF-Plus。32℃预热，7%CO₂平衡。

（4）冲针用培养基：125ml G-MOPS中加入1ml肝素，每人12～15ml，37℃预热。

（5）ICSI用培养基：根据使用量预热G-MOPS-Plus取卵日待用。

（二）取卵日（D0）

1.ICSI前 35mm培养皿、1006 ICSI皿置培养箱预热0.5h以上；预热透明质酸酶、PVP、G-MOPS-Plus及矿物油至少2h（图11-4）。

35mm培养皿中制作8个70μl G-MOPS-Plus微滴，覆盖2.7ml组织培养用油，培养箱预热至少2h。根据获卵数，<20枚卵子需1个胚胎培养皿；>20枚卵子需

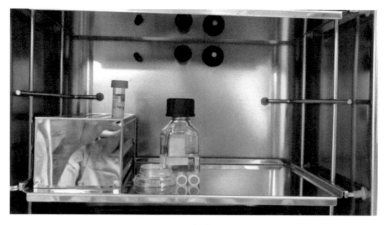

图 11-4　ICSI 前试剂耗材准备

2 个胚胎培养皿（图 11-5）。

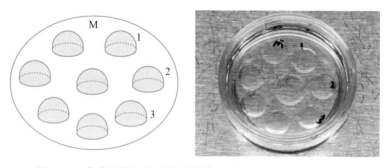

图 11-5　去除颗粒细胞后卵子培养皿（G-MOPS-Plus ＋ Oil）

2.卵裂培养皿　35mm 培养皿中制作 8 个 70μl 卵裂培养基 G-I-Plus 微滴，覆盖 2.7ml 矿物油，37℃预热，7%CO_2平衡。根据获卵数，＜20 枚卵子需 1 个清洗皿、1 个胚胎培养皿；＞20 枚卵子需 1 个清洗皿、2 个胚胎培养皿（图 11-6）。

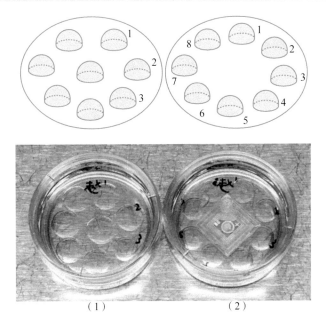

图11-6 胚胎的卵裂培养皿的准备

（1）清洗皿（G-I-Plus＋Oil）；（2）卵裂培养皿（G-I-Plus＋Oil）

（三）胚胎培养第2日（D2）

移植液和移植皿的准备：带中心井培养皿中央，加入1.0ml囊胚培养基G-Ⅱ-Plus，置37℃预热，7%CO_2平衡。

四、注意

培养基准备完毕填写每日操作检查表和培养液准备登记表。

第12章

玻璃吸管的准备

一、原理

拉制玻璃吸管用来去除卵子周围的颗粒细胞（简称拆卵），检查受精情况，还可用来从一个皿向另一个皿转移卵子或胚胎。拆卵的吸管应比卵子直径略大，转移卵子或胚胎用吸管口径应较大。禁止使用末端参差不齐的吸管，以免损伤卵子和胚胎。

二、步骤

点燃酒精灯，双手持巴氏吸管两端，在适当位置处用酒精灯火焰的外焰加热巴氏吸管，待玻璃受热软化后，迅速将其移离火焰同时双手匀速反向运动将加热的巴氏吸管拉细。

烧断吸管，用右手剩余的吸管在适当位置切断左手的吸管，解剖镜下观察切口的平整程度和口径的大小。如切口稍不平整可通过在酒精灯的内焰处加热使其光滑平整。

根据管径和用途，分类放置在试管架上（拆卵、转移、移植等）。

拆卵时需要2～3根不同口径的吸管，而转移卵子或胚胎时，每位患者只需1根吸管。

三、注意事项

1.切记每位患者专用自己的吸管。

2.切记不要将吸管放在工作台边缘，否则会导致误伤等严重的安全事故。

第13章

精子、卵子及胚胎操作的管理措施

一、取卵手术前一天配制培养液

1.每位患者使用一种特定颜色，这种颜色将标记其所有培养皿、试管、培养箱、记录等。

2.培养皿、试管明确标识患者姓名，洗精用培养基标识夫妻双方姓名。

二、取卵手术进行前

1.确认患者姓名及打针时间。

2.在取卵记录单上记录患者姓名及各种环境资料。

3.双人重复审核确认培养皿与取卵患者为同一人。

三、准备胚胎培养皿

准备胚胎培养皿时，于皿底背面镜像书写患者的姓名。

四、进行显微注射

1.无菌操作台上一次只放一个人的精子，其余精子先置于培养箱待用。

2.制作1006皿要于皿底背面镜像书写患者姓名。

3.加精子前要有第二个人双重确认患者姓名。

五、进行体外受精

1.无菌操作台上一次只放一个人的精子，其余精子先置于培养箱待用。

2.加精子时要有第二个人在场做双重确认，确认精子与卵子为同一对夫妇。

六、精子及胚胎的冷冻及解冻

1.精子冷冻及解冻时要有第二个人在场做双重确认。

2.胚胎的冷冻及解冻时也要有第二个人在场做双重确认。

七、胚胎移植前

1.于移植医师及手术室工作人员在场时确认患者姓名。

2.胚胎从培养皿转移到移植皿，以及从移植皿吸入到移植管时，要有第二人在场做双重确认。

3.将移植管交给移植医师时要大声告知患者全名。

八、精子、卵子、胚胎操作所需的培养液或冷冻、解冻试剂

1.确认各种培养液或冷冻、解冻试剂在使用期限之内。各种试剂开封时要于瓶身记录开封日期，逾期30天应废弃。

2.维持冰箱内有2周的安全存量。

九、测试培养液及耗材

所有新到试剂及耗材必须做精子生存实验，实验合格者方能使用。

十、R-I系统

针对精子、卵子、胚胎的所有操作必须经R-I系统审核。出现报警时，必须停止操作，查明原因，双人审核无误后方能继续。

第四部分 ▶
试管婴儿技术

第14章

取卵、体外受精与胚胎移植基本流程

一、培养基及培养皿的准备

详见第11章。

二、精液优选

1.从精液、附睾或睾丸组织中获取，评估后选择恰当的方法优选具有受精能力的精子，供IVF和（或）ICSI授精所用。

2.精液优选的所有操作过程，必须双人复核。

三、捡卵

1.动作迅速，使卵母细胞暴露在外的时间尽量缩短。

2.取得卵子的同时，需要确定其成熟度，作为受精时间的参考。

四、常规体外受精

1.以梯度离心-上游法洗涤精子，计数精子密度、测定活力。

2.按1万条前向运动精子/卵子计算出IVF加精量。

3.根据加精量授精。

4.授精时间约在hCG注射后39h。

五、卵胞浆内单精子显微注射

1.严格掌握卵胞浆内单精子显微注射的适应证。

2.经严格考察技术合格、责任心强的工作人员，方能进行显微操作。

3.显微操作在培养箱外，G-MOPS-Plus培养液中进行。每次不得将10枚及10枚以上的卵子加入1006皿中进行显微注射。超过10枚卵子者，将卵子分批加入1006皿中进行显微注射。

六、换液和评价授精情况

1.授精后18～20h，将合子移至新的G-I-Plus皿中。

2.在200×倒置显微镜下确认受精情况并进行原核评分，三气培养箱继续培养。

七、D2、D3胚胎评分

1.受精后44h左右，于倒置显微镜下进行D2胚胎评分。

2.受精后68h左右，于倒置显微镜下进行D3胚胎评分。

3.根据胚胎评分选择合适的胚胎移植、冷冻。

八、囊胚培养

1.D2准备囊胚培养皿（G-Ⅱ-Plus），置37℃预热，7%CO_2过夜平衡。

2.D3将囊胚培养的胚胎移至G-Ⅱ-Plus皿继续培养，D5、D6观察并记录胚胎生长情况。

九、胚胎移植

根据可利用胚胎数和胚胎分级及患者情况，进行D3/D5胚胎移植，最多只能移植3枚胚胎。

十、胚胎冷冻

胚胎移植后剩余的可利用的胚胎，进行胚胎冷冻保存。

十一、胚胎解冻

对于自然排卵周期或激素替代周期行解冻移植的患者，进行胚胎解冻。卵裂期胚胎解冻后过夜培养选择有发育潜力的胚胎用于移植。囊胚于移植日当天早晨尽早解冻，至少培养2h后移植。

第15章

精 液 优 选

一、原理

精液优选是指从精液、附睾或睾丸组织中获取并优选具有受精能力的精子，以供IVF和（或）ICSI授精所用。

处理精液过程中涉及的所有离心管、巴氏吸管、移液管必须标明夫妻双方姓名。所有操作过程，核查者必须复核。

二、外周新鲜精液优选

开启超净工作台，从冰箱中取出80%、40% SpermGrad-30至少0.5h，恢复室温后待用。

确认取精杯上夫妇双方姓名、精液采集单及精液标本卡上相关事项，经患者确认，使用无菌1ml注射器吸取1滴精液滴至精液标本卡滤纸上，置室温待液化。所有离心管、试管、巴氏吸管侧壁均明确标注夫妻双方姓名。

精液液化后进行常规分析，记录于精液优选记录单，根据精液情况和授精方式需要选择密度梯度离心法、上游法、梯度离心-上游法或直接洗涤法优选精子。

1.密度梯度离心法　本方法可用于正常精液、少弱精症精液等（图15-1、图15-2）。

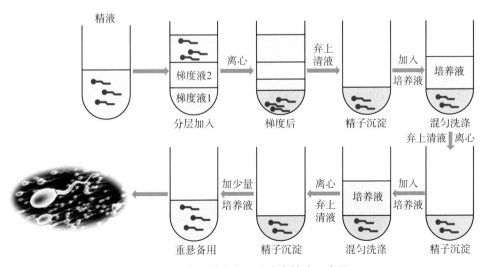

图15-1　密度梯度离心法洗涤精液示意图

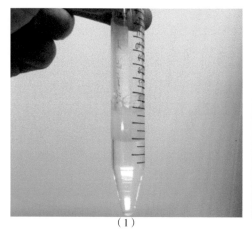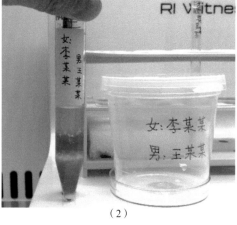

（1）　　　　　　　　　　　　　　（2）

图15-2　密度梯度离心法洗涤精液

（1）梯度离心前；（2）梯度离心后

　　用2ml移液管将1.5ml 40%梯度液缓慢加在1.5ml 80%梯度液液面上，切勿混匀，1h内使用。

　　用2ml移液管吸取适量液化的精液缓慢加于40%梯度液液面上，2500r/min离心15min。

　　离心结束后，弃上层液体，将沉淀或底部液体转入另一离心管中（2ml G-IVF-Plus），混匀，1500r/min离心4min，弃上清液，重复本步骤2次。将精子用培养液重悬后置32℃、7%CO_2培养箱待用。

　　2.上游法　本方法适用于正常精液（图15-3、图15-4）。

　　5ml试管底部加入0.5～1ml G-IVF-Plus，然后将等体积精液缓慢加入培养基下层，倾斜45°置32℃培养箱。

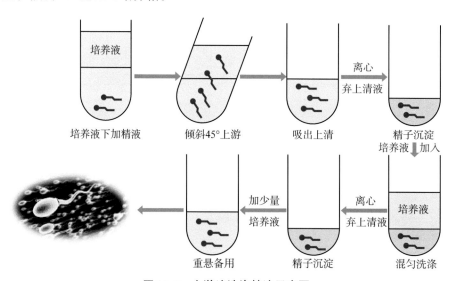

培养液下加精液　　　倾斜45°上游　　　吸出上清　　　精子沉淀

培养液　加入　　　离心　弃上清液

离心　弃上清液　　　培养液　混匀洗涤

精子沉淀

加少量培养液

重悬备用

图15-3　上游法洗涤精液示意图

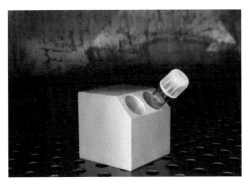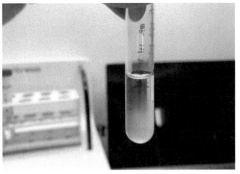

图15-4　**上游法洗涤精液**

0.5～1h后当上层培养基呈云雾状（可根据精液上游情况适当延长上游时间），将其转入15ml离心管（2ml G-IVF-Plus），混匀，1500r/min离心4min，弃上清液。将精子沉淀/含精子培养液转入另一离心管中（2ml G-IVF-Plus），混匀，1500r/min离心4min，将精子沉淀转入5ml试管底部（0.2～0.4ml G-IVF-Plus），混匀，置32℃、7%CO_2培养箱待用。

3.梯度离心-上游法　用2ml移液管将1.5ml 40%梯度液缓慢加在1.5ml 80%梯度液液面上。2ml移液管吸取适量液化的精液缓慢加于40%梯度液液面上，2500r/min离心15min。

离心结束后，弃上层液体，将沉淀或底部液体转入另一离心管中（2ml G-IVF-Plus），混匀，1500r/min离心4min，弃上清液，重复本步骤2次。将精子洗涤沉淀/含精子培养液转入5ml试管底部（0.5ml G-IVF-Plus），倾斜45°置32℃、7%CO_2培养箱待用。该方法有助于提高精子活力。

4.直接洗涤法　本方法适用于极重度少精子症，可收集到尽可能多的精子

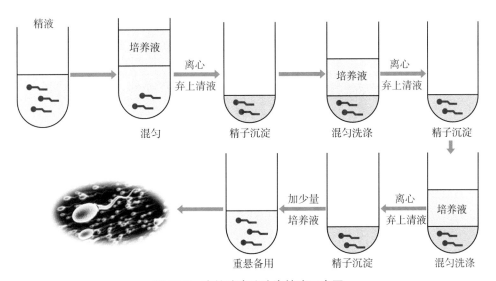

图15-5　**直接洗涤法洗涤精液示意图**

（图15-5）。

充分混匀精液样本，加入等体积的 G-MOPS-Plus 混匀，2500r/min 离心 15min，离心结束后，弃上层液体，将沉淀或底部液体转入另一离心管中（2ml G-IVF-Plus），混匀，1500r/min 离心 4min，弃上清液，重复本步骤 2 次，加入少量培养液，重悬备用。

三、外周冷冻精液优选

核实待解冻精子编号（供精）或患者双方姓名（夫精），供精精液需填写供精冷冻精子出库单，夫精精液需填写夫精冷冻/解冻登记本。

自液氮中取出精液冷冻管，拧松盖子放完液氮，置 37℃ 水浴或 37℃ 培养箱 15～20min 至精液融化，优选梯度离心-上游法，方法同上。

四、睾丸取精精子优选

G-MOPS-Plus 反复吹洗睾丸组织以去除红细胞，用无菌 1ml BD 注射器将曲细精管磨碎，于倒置显微镜 20× 下寻找活动且形态正常的精子，并将结果立即通知男科医师。

将含有精子的 2ml G-MOPS-Plus 混悬液置 15ml 离心管内，1500r/min 离心 4min，弃上清液，加入 2ml G-IVF-Plus，混匀，置 32℃、7%CO_2 培养箱待用。

取卵日下午 ICSI 前，将含精子的 G-IVF-Plus 1500r/min 离心 4min，弃上清液，加入 G-MOPS-Plus 至 0.3～0.5ml，37℃ 培养箱待用（图15-6）。

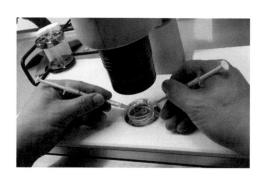

图15-6　1ml注射器研磨曲细精管

第16章

捡 卵

一、原理

捡卵是指在临床医师经阴道B超引导穿刺吸出的卵泡液中将卵子捡出、清洗和孵育的过程。卵泡液装在无菌试管中，置38℃恒温试管架，解剖显微镜下尽快从卵泡液中捡出卵子转至装有G-MOPS-Plus的35mm培养皿中。只有无菌试管、培养皿和巴氏吸管可以接触卵泡液和卵子。

准备培养基前将患者信息贴于超净台右上方，注明取卵日期、患者姓名、预计获卵数、授精方式和其他特殊记载。

二、步骤

捡卵培养基和培养皿的准备详见第2章。

取卵开始前，打开超净工作台、热板、桌面培养箱和空气净化器，进行常规质控，内容包括培养箱、热板、冰箱及室内温度、湿度、培养箱CO_2浓度、气瓶压力等。

取适量60mm培养皿，置桌面培养箱和热板预热。经过夜预热的35mm培养皿（G-MOPS-Plus＋Oil），置桌面培养箱无CO_2侧。15ml试管中倒入预热的10ml G-MOPS（含0.8%肝素钠），置38℃恒温试管架。

准备2根无菌巴氏吸管，2支1ml BD灭菌注射器（备用）。

将取出的卵泡液倒入预热的60mm培养皿中，解剖显微镜下寻找灰白色、透光的胶状物质——卵冠丘复合体（OCCs）。将OCCs先置于G-MOPS-Plus中洗去红细胞等，再转入盖油的G-IVF-Plus中，置桌面培养箱CO_2侧，记录并通报获卵数、穿刺卵泡数及卵泡液体积（图16-1）。

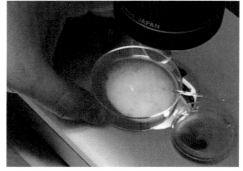
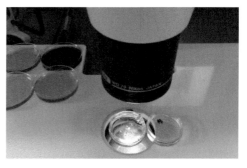

图16-1　卵子捡拾

选卵结束后再次检查所有60mm 培养皿和 G-MOPS-Plus 培养皿，确认无遗漏卵子后，换新的巴氏吸管将所有卵子转入另一个G-IVF-Plus中，置培养箱孵育，患者标签贴于相应位置。如OCCs带有大块组织或凝血块，需用2个1ml BD无菌注射器去除。记录并通报总获卵数，填写卵子记录，进行OCCs成熟度评估（附录1）。注：若最初3管卵泡液中未找到OCCs或其他异常情况，应立即通知临床医师，以便采取下一步措施。

第17章

常规体外受精

一、IVF

1.原理 根据卵子成熟度约在注射hCG后39h授精。取卵结束后，捡卵的胚胎研究员负责确定授精时间。

2.IVF加精量计算 精液优选后，将10μl精子混悬液滴至MARKLER计数板，室温放置3～5min，于正立生物显微镜20×下计数精子密度、检测活力。参考患者既往精液形态学检查结果，按1万条前向运动精子/卵子计算出IVF加精量，在精液优选记录单上记录优选后精子密度、活力、加精量等。

3.步骤 核实患者授精方式后，双人复核卵子、精子确系同一夫妇来源，根据精液优选记录单上IVF加精量，将精子混悬液加入G-IVF-Plus微滴中，孵育后的卵子加入含精子的微滴中，混匀微滴，置于二气培养箱。记录授精时间、操作者和复核者。授精3h后将卵子转入不含精子的G-IVF-Plus微滴中，置于二气培养箱（图17-1）。

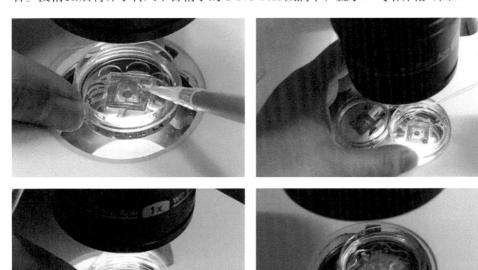

图17-1 IVF示意图

二、EARLY RESCUE

在注射hCG后约39h授精，方法同常规IVF。授精后4h去除颗粒细胞，于倒置显微镜下观察卵子第二极体排出情况，若超过1/2的卵子可见第二极体，将卵子转入新的G-I-Plus皿，放回培养箱继续培养；若超过1/2的卵子未见第二极体，授精后6h再次观察，若仍有超过1/2的卵子未见第二极体，行EARLY RESCUE ICSI，ICSI操作同常规ICSI。

第18章

卵胞浆内单精子显微注射

一、原理

卵胞浆内单精子显微注射（ICSI）技术通过直接将精子引入卵母细胞内，极大地解决了男性精子问题造成的受精障碍。

二、ICSI适应证

1.严重的少、弱、畸精子症。

2.不可逆的梗阻性无精子症。

3.生精功能障碍（排除遗传缺陷疾病所致）。

4.免疫性不育。

5.体外受精失败。

6.精子顶体异常。

7.需行植入前胚胎遗传学检测。

8.前次IVF多精受精比例较高，没有获得足够可移植胚胎的患者，再次治疗可以考虑ICSI。

三、步骤

1.准备显微注射时的培养液及矿物油　将G-MOPS-Plus（Vitrolife），PVP（polyvinylpyrrolidone，Vitrolife），mineral oil（embryo tested，Vitrolife）置于37℃培养箱预热，使其达到平衡。

2.去除卵子周围的颗粒细胞　见图18-1。

（1）准备G-MOPS-Plus的微滴及透明质酸酶，置于37℃培养箱中。

（2）拉制好适当口径的巴氏吸管1支。

（3）利用透明质酸酶的作用及巴氏吸管的物理机械力将卵子周围的颗粒细胞去除大部分。将卵子移到

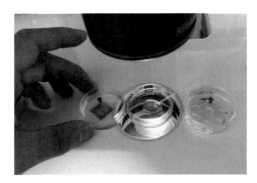

图18-1　去除卵子周围的颗粒细胞

G-MOPS-Plus的微滴中，用拨卵针将颗粒细胞剥除干净。

3.准备精子

（1）精子以密度梯度离心法、上游法或洗涤法处理。

（2）如果是睾丸取精，将睾丸组织在培养液中挑开（1ml BD针），将组织及培养液加入试管中1500r/min离心4min，去除上清液，加入G-IVF-Plus 2～3ml，置于培养箱中平衡待用。准备ICSI皿前，将含精子的G-IVF-Plus 1500r/min离心4min，弃上清液，加入G-MOPS-Plus至0.3～0.5ml。

（3）准备ICSI皿（图18-2、图18-3）

①取出预热的ICSI皿、组织培养油、G-MOPS-Plus、精子，准备1支巴氏吸管及拉制好的巴氏吸管1支、10ml移液管、移液器。

②用PVP做1个10～15μl圆滴、1个10～15μl扁平的长滴，5～7个10～15μl G-MOPS-Plus微滴。根据精子情况在PVP长滴中加入精子，或另做一

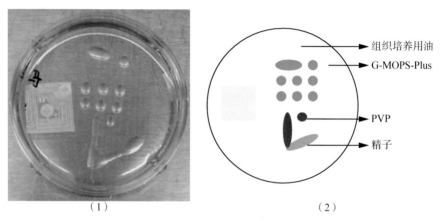

（1）　　　　　　　　　　　　　　　（2）

图18-2　ICSI皿（1）

（1）实物图；（2）示意图

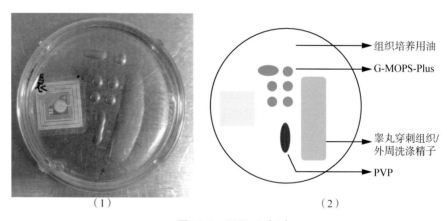

（1）　　　　　　　　　　　　　　　（2）

图18-3　ICSI皿（2）

（1）实物图；（2）示意图

个含精子的微滴。

③覆盖5～6ml预热的组织培养用油，置37℃无CO_2培养箱预热。

4.ICSI步骤

（1）安装调试ICSI针和HOLDING针。

（2）将卵子移入ICSI皿中（图18-4）。

（3）用ICSI针前端在精尾1/3～2/3处轻压，制动精子，被制动的精子先尾后头吸入ICSI针中（图18-5）。

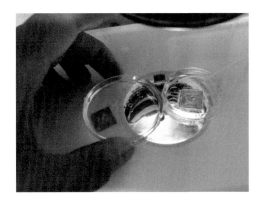

图18-4　将卵子移入ICSI皿中

（4）用HOLDING针固定卵子，其第一极体的位置在7点或11点方向。

（5）将精子推至ICSI针的前端，再将ICSI针刺入卵子内，刺破透明带后，将ICSI针置于卵子中央，然后吸入细胞质。如果细胞质有瞬间加速流动的现象，表示细胞膜已破，这时再将精子连同吸入的细胞质一起注入卵子内（图18-6）。

（6）将注射完的卵子放回G-I-Plus微滴中，置于CO_2培养箱中，16～18h后观察受精情况。

记录卵子质量、成熟度和任何异常情况，将去除颗粒细胞、装针、加卵、制动精子和ICSI的时间记录于"ICSI操作时间表"。

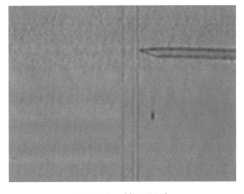

图18-5　精子制动

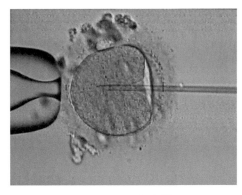

图18-6　显微注射

第19章

换液和评价受精

一、原理

换液和评价受精包括去除卵周颗粒细胞（仅限授精方式为IVF者）、将受精卵/卵母细胞移至新的G-I-Plus皿和在相差显微镜下观察原核。原核在受精后16～18h出现，融合后即消失。

二、步骤

1.评价受精情况前，拉制无菌吸管，解剖镜下检查口径是否合适，一般直径为150～180μm即可。

2.授精方式为IVF，授精后18～20h，用拨卵针将受精卵/卵母细胞周围的颗粒细胞清除干净。拉制的无菌吸管将所有受精卵/卵母细胞转入D0准备、预热平衡的G-I-Plus漂洗皿中清洗3～4次。挑出具有2PN（2-pronuclus）的正常受精卵以及1PN及0PN者放置于新的G-I-Plus皿。倒置显微镜下再次确认原核情况，并进行原核评分。三气培养箱继续培养。

3.授精方式为ICSI，G-I-Plus漂洗皿清洗后挑出具有2PN的正常受精卵放置于新的G-I-Plus皿。倒置显微镜下再次确认原核情况，并进行原核评分。三气培养箱继续培养。

4.授精方式为EARLY RESCUE，拉制的无菌吸管将所有受精卵/卵母细胞转入G-I-Plus漂洗皿中清洗3～4次。挑出具有2PN的正常受精卵以及1PN及0PN者放置于新的G-I-Plus皿。倒置显微镜下再次确认原核情况，并进行原核评分。三气培养箱继续培养。

5.所有的多倍体（＞2PN）和退化的卵子都是无法生存的，应丢弃。

6.在胚胎记录单上记录所有卵子的受精情况，去除颗粒细胞过程中有卵子损伤或空透明带等情况都应如实记录。

7.原核评分标准见附录2，受精情况描述如下。

0PN：胞质中未见原核，有1个或2个极体。

1PN：胞质中可见1个原核，有1个或2个极体。

2PN：胞质中可见2个原核为正常受精合子。

多PN：胞质中可见≥3个原核，丢弃。

8.填写D1受精情况单，通知患者。如遇特殊情况及时与临床医师沟通。

三、注意事项

1.换液前后必须严格核对培养皿及皿底的姓名。

2.如果总受精率＜30%，应立即通知临床医师，以便采取下一步措施。

第20章

D2、D3胚胎评分

一、原理

在移植或冷冻胚胎之前，必须对其发育情况和质量进行评分。

胚胎发育情况和质量评分可用于决定哪些胚胎用于移植，哪些用于冷冻或继续培养。

二、步骤

1.D2胚胎评分　倒置显微镜下根据胚胎评分系统对胚胎发育和形态学特征进行评分。包括：卵裂球数目、碎片、卵裂球对称性、胞质情况、空泡和多核情况。每日观察时间应尽量一致。

2.D3胚胎评分　评分项目同D2。

选择2～3枚可用于移植的胚胎。根据原卫生部相关规定，＜35岁和（或）第一次接受助孕者可移植2枚胚胎。一般首选评分最好的胚胎。

剩余胚胎在4细胞3级以上，无发育停滞者予以冷冻。冷冻或继续观察的胚胎应记录在胚胎记录单上。

任何未卵裂的合子、退化的卵子或胚胎都是无生存力的，应丢弃。

三、卵裂期胚胎评分标准

1级：D2≥4细胞，D3≥8细胞；卵裂球大小均匀，形状规则；胞质均匀、清晰；胚胎内碎片≤5%。

2级：D2≥4细胞，D3≥8细胞，或D2为3细胞，D3为6～7细胞；卵裂球大小略不均匀，形状略不规则；胞质可有颗粒现象；碎片在10%～20%。

3级：D2≥4细胞，D3≥8细胞，或D2为3细胞，D3为6～7细胞，或D2为2细胞，D3为4～5细胞；卵裂球大小明显不均匀，可有明显的形状不规则；胞质可有明显颗粒现象；碎片在21%～50%。

4级：细胞大小严重不均匀；胞质可有严重颗粒现象；碎片在50%以上（图20-1）。

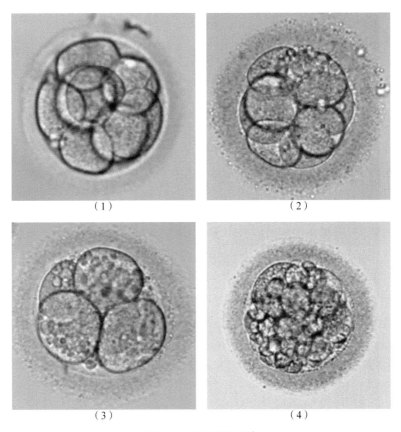

（1）　　　　　　　　　　（2）

（3）　　　　　　　　　　（4）

图20-1　D3胚胎图片

注：（1）1级；（2）2级；（3）3级；（4）4级

四、注意事项

1.胚胎评分应尽可能地快速，以减少评分过程中pH和温度的波动，评分完毕迅速将培养皿放回培养箱。尽量减少培养箱开门次数。

2.若胚胎评分时均无卵裂，应立即通知临床医师，以便采取下一步措施。

第21章

囊 胚 培 养

一、原理

根据临床需求，预防过度刺激，减少多胎妊娠，行单囊胚移植；优质胚胎较多时，筛选出发育潜能较差的胚胎，减少冷冻胚胎数。

临床实验室意义：一方面，胚胎发育至囊胚后，非整倍体的比例下降，对胚胎的评估较卵裂期更为准确。因而，在移植时选择优质的单囊胚而非卵裂期常规的双胚胎移植，明显降低了多胎妊娠的风险。另一方面，取卵手术后部分患者会出现"过激"。常规第3天移植日，部分患者会有轻微过激的症状和体征，患者移植意愿强烈，为缩短患者助孕等待时间，可进行囊胚培养。待取卵后第5天，根据患者当天具体的症状、体征和实验室检查结果，选择移植或冷冻。

二、步骤

1.D2：囊胚培养皿的准备　35mm培养皿中制作8个70μl囊胚培养基G-Ⅱ-Plus微滴，覆盖2.7ml矿物油，37℃预热，7%CO_2平衡。1个/人。

2.D3：卵裂期胚胎常规评估　可以行囊胚培养者，将可利用胚胎移入囊胚培养皿，一般采用集合培养的方式，即每个微滴培养3～5枚胚胎。放回三气培养箱继续培养。

3.D5：囊胚期胚胎常规评估　对胚胎进行囊胚评分，选择3期以上，内细胞团和滋养层不同时为C级的囊胚移植或冷冻。

4.D6：对剩余胚胎进行囊胚期常规评估　选择3期以上，内细胞团和滋养层不同时为C级的囊胚冷冻（第6天形成的囊胚一般不予移植，仅限于冷冻）。对于个别患者，所有胚胎均未形成达到冷冻标准的囊胚，可将胚胎继续培养至第7天。

第22章

胚胎移植标准和操作步骤

一、移植胚胎标准

1.首选评分最高的胚胎，选择1～3枚胚胎进行移植。

2.＜35岁和（或）第一次接受助孕者，移植胚胎数不得超过2枚。

3.对于瘢痕子宫、双子宫等畸形子宫、宫颈内口松弛、身高过于矮小等高危患者，建议进行单胚胎移植。

4.受卵解冻常规移植2枚胚胎。

5.胚胎植入前遗传学诊断/筛查（PGD/PGS）检测后的胚胎，行单胚胎移植。当本周期无完全正常的可移植胚胎时，患者经遗传咨询和知情同意后，可自愿选择移植非整倍体嵌合体异常胚胎，并依顺序优先选择移植不良风险较小的嵌合型胚胎。

二、步骤

胚胎移植多在D3/D5进行。

核对患者姓名后，向临床医师出示该患者的胚胎记录单。

临床医师准备移植后，将移植皿和装有胚胎的培养皿一同取出，再次与胚胎记录核实，用拉制好的内径250～300μm的无菌巴氏吸管将所有移植胚胎聚拢在移植皿中央，置桌面培养箱有CO_2侧。

将1ml BD注射器连接于移植管的内管，置热板预热。

待临床医师发出"装管"指令后，左手用拇指和示指抓住移植管，距离末端约5cm，右手执注射器内吸入1cm移植液—1.5cm空气—1.5cm含胚胎培养液—1.5cm空气—0.5cm培养液，移植液体总量控制在20μl。这些步骤需要在解剖镜下进行，确保所有的胚胎都被吸入（图22-1）。

小心将移植内管拿进移植室，再次核对患者姓名，将内管缓慢插入外

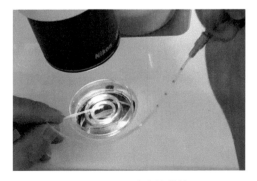

图22-1　胚胎移植装管

管，交给临床医师，待移植管撤出后将内、外管一起拿回胚胎室。

将移植管末端置移植皿中心井内反复吹吸，解剖镜下仔细检查移植管末端，确认没有胚胎遗落。特别要注意宫颈黏液，可能会含有胚胎。

如果发现胚胎遗落，立即告知临床医师，应按上述步骤重新装入一个新移植管内。

记录移植时间、进宫腔情况、移植管内的黏液和出血情况及其他。

三、注意事项

一旦发生任何差错，要及时通知临床医师，填写事故报告，并向实验室主任汇报以便采取下一步的措施。

第23章

卵子冷冻与解冻

一、卵子冷冻

1.试剂　玻璃化冷冻试剂：KITAZATO VT-101。

（1）G-MOPS-Plus。

（2）平衡液（equilibration solution，ES）。

（3）玻璃化液（vitrification solution，VS）。

2.步骤

（1）吸卵子至100μl G-MOPS-Plus底部，计时1min。

（2）取100μl ES在G-MOPS-Plus旁做滴，轻轻将两个滴相连，计时2min。

（3）再取100μl ES在G-MOPS-Plus旁做滴，轻轻将其与前两个滴相连，计时2min。

（4）另取200μl ES单独做一个滴，将卵子转入其中，计时3 ～ 5min。

（5）做3个VS微滴，每个微滴100μl。

（6）用VS冲洗巴氏吸管。

（7）重新吸一段VS，再从ES吸卵子至VS，换不同位置反复冲洗卵子。

（8）将卵子吸至冷冻薄膜（Cryotop）上，吸去大部分VS，把Cryotop投入液氮。冲洗卵子及整个装载过程在50 ～ 60s完成。

二、卵子解冻

1.试剂　玻璃化解冻试剂：KITAZATO VT-102。

（1）解冻液（thawing solution，TS）。

（2）稀释液（diluent solution，DS）。

（3）洗涤液1，洗涤液2（washing solution，WS1，WS2）。

2.步骤（图23-1）

（1）快速将Cryotop浸入TS中，计时1min。

（2）将卵子从TS转入DS底部，计时3min。

（3）将卵子从DS转入WS1底部，计时5min。

（4）用WS2冲洗巴氏吸管，将卵子从WS1转入WS2底部，换不同位置冲洗卵子，计时5min。

（5）转移卵子至G-IVF-Plus培养基，置于37℃二气培养箱中培养2h。

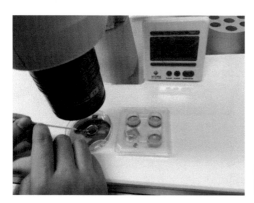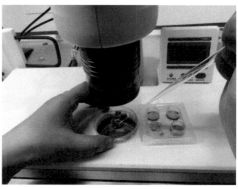

图23-1 卵子解冻

第24章

胚胎冷冻与解冻

一、慢速冷冻

1. 试剂　慢速冷冻试剂：Vitrolife。

（1）ES（equilibration solution）。

（2）FS（freezing solution）。

2. 步骤　见图24-1。

（1）从冰箱中取出冷冻试剂恢复至室温。关掉热板降至室温。

（2）将装有胚胎的培养皿从培养箱中取出，核对姓名，按照胚胎记录将待冷冻胚胎转入ES中，巴氏吸管反复冲洗，计时10min。

（3）将胚胎转入FS，计时10min。

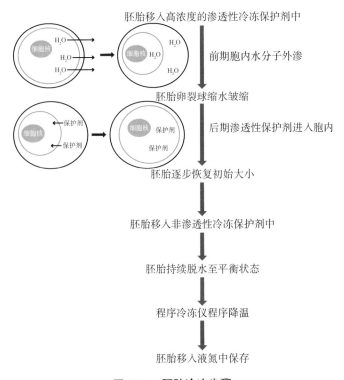

图24-1　胚胎冷冻步骤

（4）打开冷冻仪开关和UPS，放好液氮加热泵后开机。操作步骤如下：
RUN→PASSWORD（111）→RUN PROFILE→PEI-TAI-HUANG→ENTER→程序运行提示音。

（5）冷冻登记本上填写冷冻记录，为冷冻条编号，冷冻管内装有200μl FS，冷冻管外标明女方姓名、冷冻胚胎数、冷冻日期。

（6）胚胎稍作漂洗后将胚胎小心转入冷冻管底部，解剖镜下确认，上机装管，按ENTER键运行冷冻程序。

冷冻程序：22℃，−2℃/min→−7℃，5min，植冰，−7℃，5min→−0.3℃/min→−35℃，−20℃/min→−150℃，冷冻程序结束→投入液氮。

（7）冷冻仪提示植冰后，用液氮中浸泡的镊子接触液体上方1cm的冷冻管外侧，至液体上方出现白雾即可。按ENTER键继续冷冻程序。

（8）冷冻程序结束后，核对冷冻本，将冷冻管转至冷冻条上，快速投入−196℃液氮中保存。

（9）在胚胎冷冻登记本上详细记录冷冻管的位置。

二、慢速冷冻胚胎的解冻

1. 试剂　Quinn's。

（1）ART-8005-12。

（2）ART-8007-12。

（3）ART-8013-12。

2. 步骤（图24-2）

（1）解冻前一日，用G-Ⅱ-Plus在35mm培养皿中制作8个微滴，覆盖组织培养用油，置37℃、7% CO_2 平衡过夜。解冻日从冰箱中取出解冻液恢复至室温。准备四孔板，8005、8007、8013分别0.6ml，盖热矿物油，置无 CO_2 培养箱中预热至少30min。

（2）再次核实患者姓名、冷冻编号及储存位置。

（3）将冷冻管从液氮中取出，拧松盖子放出液氮，在空气中停留约30s，放入37℃水浴至完全融化。

（4）核对姓名，解剖镜下将冷冻管内所有液体吸入60mm培养皿中央，寻找全部胚胎，并用巴氏吸管转入8005，10min。

（5）将胚胎转入8007，10min。

（6）将胚胎转入8013，10min。

（7）核对姓名，将胚胎转入G-Ⅱ-Plus中，漂洗3～4个液滴转入培养用液滴，倒置显微镜下观察并记录胚胎复苏情况，于37℃、7% CO_2、5% O_2 培养箱过夜。

（8）移植（FET）日早晨观察解冻后的胚胎，记录胚胎生长情况。

（9）如胚胎均未复苏，应及时通知临床医师。如解冻胚胎未生长，应及时与

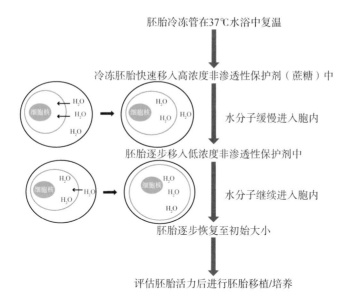

胚胎冷冻管在37℃水浴中复温

冷冻胚胎快速移入高浓度非渗透性保护剂（蔗糖）中

水分子缓慢进入胞内

胚胎逐步移入低浓度非渗透性保护剂中

水分子继续进入胞内

胚胎逐步恢复至初始大小

评估胚胎活力后进行胚胎移植/培养

图24-2　胚胎解冻复苏步骤

临床医师、患者讨论，决定是否移植。

（10）FET步骤同新鲜周期胚胎移植。

三、玻璃化冷冻

1.玻璃化冷冻试剂　KITAZATO VT-101（用于卵裂期和囊胚期胚胎冷冻）（图24-3）。

（1）ES（equilibration solution）。

（2）VS（vitrification solution）。

2.步骤

（1）吸胚胎至ES，从液面放入，让胚胎往下沉（胚胎开始会缩小）。

（2）静置6～8min，待胚胎膨胀恢复。在此期间准备两个100μl的VS微滴，分别命名为VS1和VS2。

（3）将胚胎移至VS1，由液面中央放入，排掉剩余培养液（media）；用VS1冲洗巴氏吸管。使胚胎在VS1挪至不同位置至少3次，以彻底清洗（图24-4）。

（4）用VS2冲洗巴氏吸管，排掉VS2。将胚胎从VS1移至VS2，由液面中央放入，排掉剩余培养液；用VS2冲洗巴

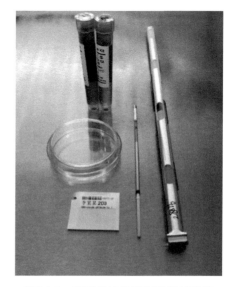

图24-3　玻璃化冷冻试剂及耗材准备

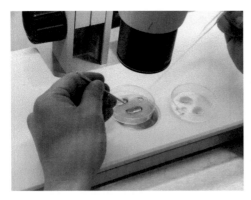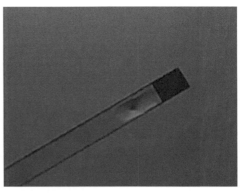

图24-4 玻璃化冷冻

氏吸管。使胚胎在VS2挪至不同位置至少2次，以彻底清洗。

（5）将胚胎放至cryotop上；吸掉大部分VS2，迅速将cryotop投入液氮。胚胎在VS中总计不得超过60s。

四、玻璃化解冻

步骤同卵子解冻。

第25章

辅 助 孵 化

一、原理

辅助孵化是指人工在透明带上开孔或削薄透明带的厚度，使胚胎容易从透明带中孵出，包括酸化法、机械法和激光法。我院目前采用的是激光辅助孵化法。

二、辅助孵化的指征

1.卵泡刺激素（FSH）基础水平升高：提示卵巢功能较差，卵子的透明带可能出现异常。

2.女方高龄（＞37岁）：随着女方年龄的增大，胚胎透明带常会变硬，失去正常的弹性。

3.透明带异常。

4.IVF治疗史。

5.解冻胚胎。

6.胚胎质量差。

三、步骤

打开激光辅助孵化系统开关，双击计算机桌面上的OCTAX图标进入视频窗口，点击钥匙开关，确认激光发射时间为2.3ms，在20×倒置显微镜下将胚胎移至视野中央，转换物镜至激光专用镜头，按下激光发射器将透明带削薄或打孔（图25-1）。

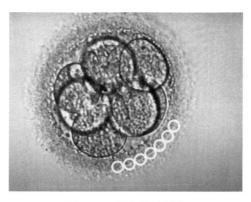

图25-1　激光辅助孵化

第26章

时 差 培 养

一、原理

时差成像系统是在培养箱内安装有内置摄像装置，可对每一枚胚胎间隔一定时间进行自动摄像。此系统将培养箱与成像系统相结合，在培养箱内即可完成胚胎摄像，实现了在稳定可控的环境中对胚胎进行实时观察（图26-1）。

临床实验室意义：时差培养的一大优势在于对胚胎进行观察的同时保证了胚胎稳定的生长环境，胚胎的生长不会因观察而受到干扰；另一大优势是可以记录胚胎发育过程中的动态变化。胚胎发育过程中的所有关键事件，如原核的形成和消失、多核的形成和变化、细胞周期的间隔、碎片的形成和变化、异常卵裂模式的发生等都能够得到精确记录。这些海量的胚胎发育信息，常规的胚胎培养不可

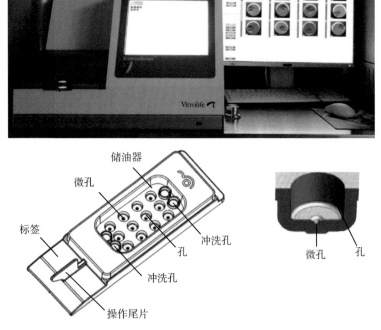

图26-1　时差成像系统和时差专用培养皿

能获得。总之，时差培养既提供了更为优质的培养环境，也为胚胎选择提供了可靠的依据，缩短了患者的助孕等待时间。

二、步骤

1.授精方式为IVF

（1）D0：取卵日当天下午根据所获得卵子数预热胚胎专用培养皿和培养液，培养液为G-I-Plus（图26-2）。

（2）D1：原核观察日，脱颗粒细胞后，将受精卵移入时差专用培养皿，放入时差培养箱，输入患者相关信息。

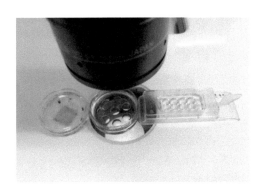

图26-2 将受精卵移入时差专用培养皿

2.授精方式为R或ICSI

D0：取卵日当天早晨9时预热胚胎专用培养皿和培养液，培养液为G-I-Plus。

授精方式为早补（R）的卵子，受精后4～6h脱颗粒细胞后，直接移入预热的专用培养皿。

授精方式为ICSI的卵子，ICSI后直接移入专用培养皿。

胚胎培养至D3，根据专用的胚胎D3评分模型对所有胚胎逐一评分，选择最优质的胚胎移植，其余可利用胚胎冷冻保存。

3.时差培养的囊胚培养

（1）D3：在胚胎常规时差培养的基础上，对卵裂期胚胎进行评分。

行囊胚培养者，将时差专用培养皿移出时差培养箱，在体视镜下按顺序逐一移出每一胚胎培养孔中的培养液G-I-Plus 20μl，迅速将37℃预热、7% CO_2过夜平衡的G-II-Plus逐一加入胚胎培养孔中，每孔20μl。专用培养皿放回时差培养箱继续培养。

（2）D5：对胚胎按专用的D5评分模式逐一进行评分，选择囊胚移植或冷冻。剩余胚胎继续培养。

（3）D6：对剩余胚胎进行评估，选择3期以上，内细胞团和滋养层不同时为C级的囊胚冷冻（第6天形成的囊胚一般不予移植，仅限于冷冻）。对于个别患者，所有胚胎均未形成达到冷冻标准的囊胚，更换新的G-Ⅱ-Plus后可继续培养至第7天。

第27章

胚胎植入前遗传学诊断

一、原理

在人类辅助生殖技术基础上，从体外培养发育的卵裂期或囊胚期胚胎中取出细胞进行细胞遗传学或分子遗传学检测，将遗传学检测正常的胚胎移植入子宫，以达到优生优育的目的。

二、适应证

1.染色体异常　夫妇任一方或双方携带染色体结构异常，包括相互易位、罗氏易位、倒位、复杂易位、致病性微缺失或微重复等。

2.单基因遗传病　具有生育常染色体显性遗传、常染色体隐性遗传、X连锁隐性遗传、X连锁显性遗传、Y连锁遗传等遗传病子代高风险的夫妇，且家族中的致病基因突变诊断明确或致病基因连锁标记明确。

3.具有遗传易感性的严重疾病　夫妇任一方或双方携带有严重疾病的遗传易感基因的致病突变，如遗传性乳腺癌的 *BRCA1*、*BRCA2* 致病突变。

4.人类白细胞抗原（human leukocyte antigen，HLA）配型　曾生育过需要进行骨髓移植治疗的严重血液系统疾病患儿的夫妇，可以通过胚胎植入前遗传学诊断（PGD）选择生育一个和先前患儿HLA配型相同的同胞，通过从新生儿脐带血中采集造血干细胞进行移植，救治患病同胞。

三、禁忌证

1.目前基因诊断或基因定位不明的遗传性疾病。

2.非疾病性状的选择，如性别、容貌、身高、肤色等。

3.性染色体数目异常，如47，XYY、47，XXX等，产生性染色体异常后代的概率较低，不建议实施PGD；而47，XXY生育后代染色体异常的风险增加，可酌情考虑是否实施PGD。

4.对于常见的染色体多态，如1qh＋、9qh＋、inv（9）（p12q13）、Yqh＋等，不建议PGD。

四、遗传咨询和知情同意

确保患者夫妇在选择实施PGD前，接受至少一次的遗传咨询，使其充分了解自身的生育和遗传风险，知晓现阶段可能的医学干预措施及其利弊，自愿选择治疗方式，并保存相关咨询记录资料。

五、胚胎实验室的PGD操作步骤

1.授精方式的选择　PGD周期采用ICSI授精方式，以最大限度地减少母源颗粒细胞和父源精子对下游遗传学检测准确性的干扰。

2.活检的时机　囊胚活检对胚胎发育的潜力影响较小，已成为目前PGD的主要活检方式。囊胚期活检是在授精后第5～6天，囊胚充分扩张后进行的。若第6天无囊胚形成，则继续培养至第7天。建议活检囊胚评分应在4BB以上，无优质囊胚时评分为BC/CB也可考虑活检。活检细胞数以3～8个为宜。通常囊胚活检后的胚胎需立即冷冻保存，待胚胎遗传学分析完成后，择期对结果正常的胚胎进行复苏移植。

3.胚胎活检步骤

（1）准备活检操作皿（图27-1）。

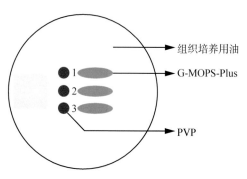

图27-1　胚胎活检操作皿示意图

（2）装针：将固定针、活检针装在显微操作仪上，使两针尖处于同一水平面上。

（3）将待活检的胚胎移入活检操作皿的活检液滴中，调整胚胎拟活检区域位置，囊胚活检应选择远离内细胞团的部位。

（4）激光法透明带打孔和囊胚滋养细胞采集。囊胚活检采集的滋养细胞数目应控制在3～8个（图27-2）。

（5）二次活检：反复活检将影响胚胎的发育潜力。但在首次活检诊断不明时，可以考虑二次活检；如果胚胎活检后已冷冻，可以考虑复苏后再次活检。

（6）活检胚胎的冷冻：在等待PGD遗传学检测结果时，需要对活检后的胚胎进行冷冻保存。冷冻方法与常规胚胎冷冻方法相同，即采用玻璃化冷冻技术，对单个囊胚逐一进行冷冻。

（7）活检样本的预处理：下游拟采用核酸扩增法进行遗传学检测，活检所移取的细胞经过洗涤后应放入含有2.5μl磷酸盐缓冲液（PBS）的PCR管中（图27-3）。送检前样品−80℃保存。

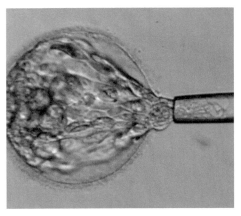

图 27-2　囊胚活检

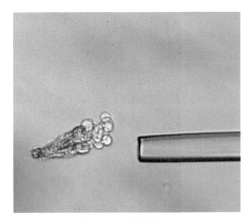

图 27-3　活检样本

六、胚胎移植

1.PGD 检测后的胚胎，行单胚胎移植。

2.当本周期无完全正常的可移植胚胎时，患者经遗传咨询和知情同意后，可自愿选择移植非整倍体嵌合体异常胚胎，并依顺序优先选择移植不良风险较小的嵌合型胚胎。

3.在对单基因疾病实施 PGD 时，携带致病基因突变但很可能不发病的胚胎可作为备选移植胚胎。

4.可选择新鲜周期移植或者复苏周期移植。囊胚活检均采用复苏周期移植。

第28章

胚胎植入前遗传学筛查

一、原理

在人类辅助生殖技术基础上，从体外培养发育的卵裂期或囊胚期胚胎中取出细胞进行细胞遗传学或分子遗传学检测，将遗传学检测正常的胚胎移植入子宫，以达到优生优育的目的。

二、适应证

1.染色体异常。夫妇任一方或双方携带染色体结构异常，包括相互易位、罗氏易位、倒位、复杂易位、致病性微缺失或微重复等。

2.单基因遗传病。具有生育常染色体显性遗传、常染色体隐性遗传、X连锁隐性遗传、X连锁显性遗传、Y连锁遗传等遗传病子代高风险的夫妇，且家族中的致病基因突变诊断明确或致病基因连锁标记明确。

3.具有遗传易感性的严重疾病。夫妇任一方或双方携带有严重疾病的遗传易感基因的致病突变，如遗传性乳腺癌的 *BRCA1*、*BRCA2* 致病突变。

4.人类白细胞抗原（HLA）配型。

5.女方高龄（advanced maternal age，AMA）。女方年龄在38岁及以上。

6.不明原因反复自然流产（recurrent miscarriage，RM）。反复自然流产2次及以上。

7.不明原因反复种植失败（recurrent implantation failure，RIF）。移植3次及以上或移植高评分卵裂期胚胎数4～6个或高评分囊胚数3个及以上均失败。

8.严重畸形精子症。

三、禁忌证

1.男女任何一方患有严重的精神疾患、泌尿生殖系统急性感染、性传播疾病。

2.患有《中华人民共和国母婴保健法》规定的不宜生育的、目前无法进行胚胎植入前遗传学筛查的遗传学疾病。

3.任何一方具有吸毒等严重不良嗜好。

4.任何一方接触致畸量的射线、毒物、药品并处于作用期。

5.女方子宫不具备妊娠功能或严重躯体疾病不能承受妊娠。

四、遗传咨询和知情同意

确保患者夫妇在选择实施胚胎植入前遗传学筛查（PGS）前，接受至少一次的遗传咨询，使其充分了解自身的生育和遗传风险，知晓现阶段可能的医学干预措施及其利弊，自愿选择治疗方式，并保存相关咨询记录资料。

五、胚胎实验室的PGS操作步骤

1.授精方式的选择　PGS周期采用ICSI授精方式，以最大限度地减少母源颗粒细胞和父源精子对下游遗传学检测准确性的干扰。

2.活检的时机　同第27章。

3.胚胎活检步骤　同第27章。

六、胚胎移植

同第27章。

附　录▶

卵子成熟度分级

具体见附图1。

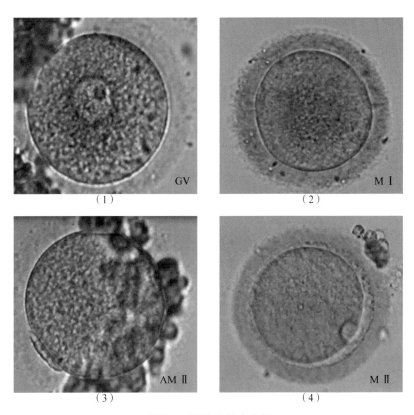

附图1 卵子成熟度分级

（1）GV：细胞核结构尚未消失，卵胞质内可见核结构；（2）MⅠ：细胞核结构消失，第一极体尚未排出；（3）AMⅡ：第一极体刚排出，呈长条状，无卵周间隙；（4）MⅡ：细胞核结构消失，第一极体已排出

原核评分标准（Scott 评分）

具体见附图2。

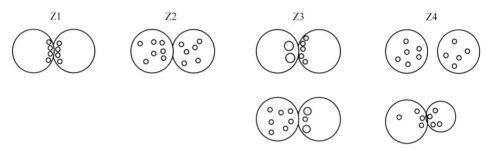

附图2　Scott评分示意图

引自：Vitrolife G5 Series™操作指南

Z1：核粒数目相当，3～7个，原核大小相等，核粒均极性分布或于一侧呈极性分布（Z1-）

Z2：核粒数目相当，原核大小相等，核粒散在分布

Z3：原核轻度大小不等和（或）核粒数目相差大（>3）

Z4：原核大小明显不等，原核未交联或相距很远

囊胚期胚胎评分标准

一、囊胚的六个时期

具体见附图 3。

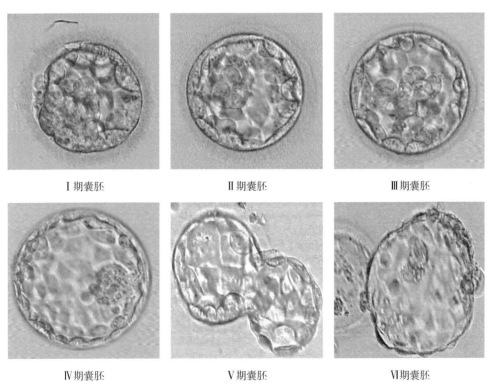

Ⅰ期囊胚	Ⅱ期囊胚	Ⅲ期囊胚
Ⅳ期囊胚	Ⅴ期囊胚	Ⅵ期囊胚

附图 3　囊胚期胚胎评分标准

Ⅰ期：囊胚腔小于胚胎总体积的1/2；Ⅱ期：囊胚腔等于或大于胚胎总体积的1/2；Ⅲ期：扩张期囊胚，囊胚腔完全占据了胚胎，但未完全扩张；Ⅳ期：完全扩张囊胚，胚胎完全扩张，胚胎总体积变大，透明带变薄；Ⅴ期：正在孵出囊胚，囊胚的一部分从透明带中逸出；Ⅵ期：孵出囊胚，囊胚全部从透明带中逸出

二、细化的扩张期囊胚形态学评分标准

具体见附表1。

附表1　细化的扩张期囊胚形态学评分标准

评分	内细胞团	滋养细胞层
A	形态规则，直径在60μm以上，细胞大小均匀，融合	沿囊胚"赤道面"分布的卵裂球数明显超过10个，大小均匀，在囊胚底面的细胞全部形态清晰，大多数可见细胞核
B	形态不规则，直径在60μm以上，细胞大小不匀，有相当一部分没有融合	沿囊胚"赤道面"分布的卵裂球数十个左右，大小欠均匀，在囊胚底面的部分细胞形态清晰，部分可见细胞核
C	明显小于正常大小，卵裂球数极少	沿囊胚"赤道面"分布的卵裂球数明显少于10个，大小明显不均匀，滋养细胞与透明带之间有明显的碎片残留，囊胚底面的细胞难以辨认

注：摘自2016人类体外受精-胚胎移植实验室操作专家共识指南

质控内容表

具体见附表2。

附表2 质控内容表

层流室质量控制	更换高效滤膜		1次/年
	更换进风口初效滤膜		1次/周
	工作台面、地面的清洁		1次/日
设备质量控制	培养箱	温度	每日8:00
		CO_2	每日8:00
		清洁、换水	1次/周
		消毒	1次/（1～2）个月
	冰箱	温度	每日8:00
	加热装置	温度	每日8:00
	实验室环境	温度	每日8:00
		湿度	每日8:00
		特殊天气记载	随时
	气瓶	压力	每日8:00
		更换	随时
	液氮罐	液氮平面	1次/周
培养液耗材质量控制	人精子生存实验		

登记本一览表

具体见附表3～附表25。

附表3　兰州大学第一医院生殖医学专科医院
IVF 实验室二氧化碳培养箱测试记录

型号_____　月份_____

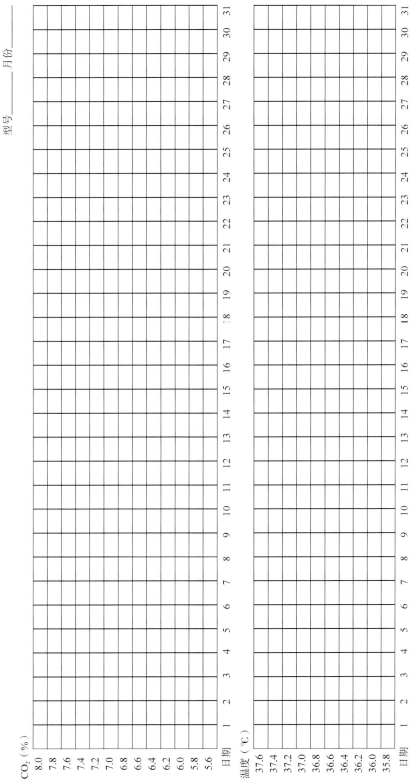

CO_2（%）

日期	1	2	3	4	5	6	7	8	9	10	11	12	13	14	15	16	17	18	19	20	21	22	23	24	25	26	27	28	29	30	31

温度（℃）

日期	1	2	3	4	5	6	7	8	9	10	11	12	13	14	15	16	17	18	19	20	21	22	23	24	25	26	27	28	29	30	31

红色：显示值　蓝色：测量值

附表4　兰州大学第一医院生殖医学专科医院
胚胎室冰箱温度检查记录

　　　　　　　年　　　　　月

日期	冷藏室（℃）	校准	时间	签字
1				
2				
3				
4				
5				
6				
7				
8				
9				
10				
11				
12				
13				
14				
15				
16				
17				
18				
19				
20				
21				
22				
23				
24				
25				
26				
27				
28				
29				
30				
31				

备注：_____

胚胎室负责人签字：_____　日期：_____

正常范围：冷藏室－3～＋5℃，冷冻室－33～－14℃

附表5 兰州大学第一医院生殖专科医院层流室
初效滤网更换记录单

日期	时间	更换滤网	操作者	备注

附表6 兰州大学第一医院生殖医学专科医院胚胎室
加热装置检查记录

_____年_____月

日期	取卵净台	桌面培养箱	胚胎观察超净台	胚胎观察超净台玻璃板	显微操作仪	双人操作超净台	校准	时间	签字
1									
2									
3									
4									
5									
6									
7									
8									
9									
10									
11									
12									
13									
14									
15									
16									
17									
18									
19									
20									
21									
22									
23									
24									
25									
26									
27									
28									
29									
30									
31									

备注: _____

胚胎室负责人签字: _____ 日期: _____

温度正常范围: 36～39℃

附表7 兰州大学第一医院生殖医学专科医院胚胎室外部环境记录单

_____年_____月

日期	实验室		大气	
	温度（℃）	湿度（%）	温度（℃）	特殊天气记载
1				
2				
3				
4				
5				
6				
7				
8				
9				
10				
11				
12				
13				
14				
15				
16				
17				
18				
19				
20				
21				
22				
23				
24				
25				
26				
27				
28				
29				
30				
31				

附表8 兰州大学第一医院生殖医学专科医院
胚胎室气瓶压力监测表

年：_____月：_____

日期	氮气1		氮气2		CO_2-1		CO_2-2		CO_2-3		CO_2-4		CO_2-5		CO_2-6		时间	签字
	高	低	高	低	高	低	高	低	高	低	高	低	高	低	高	低		
1																		
2																		
3																		
4																		
5																		
6																		
7																		
8																		
9																		
10																		
11																		
12																		
13																		
14																		
15																		
16																		
17																		
18																		
19																		
20																		
21																		
22																		
23																		
24																		
25																		
26																		
27																		
28																		
29																		
30																		
31																		

备注：_____

胚胎室负责人签字：_____ 日期：_____

附表9　兰州大学第一医院生殖医学专科医院手术室恒温试管架温度检查记录

年：＿＿＿＿＿月：＿＿＿＿＿

日期	显示温度	测定温度	修正	时间	检查者
1					
2					
3					
4					
5					
6					
7					
8					
9					
10					
11					
12					
13					
14					
15					
16					
17					
18					
19					
20					
21					
22					
23					
24					
25					
26					
27					
28					
29					
30					
31					

备注：＿＿＿＿＿＿＿＿＿＿＿＿＿＿＿＿＿＿＿＿＿＿＿＿＿＿＿＿＿＿＿

温度正常范围：37.5～38.0℃

附表10 兰州大学第一医院生殖医学专科医院手术室水浴锅温度检查记录

年：_____ 月：_____

日期	显示温度	测定温度	换水	修正	时间	检查者
1						
2						
3						
4						
5						
6						
7						
8						
9						
10						
11						
12						
13						
14						
15						
16						
17						
18						
19						
20						
21						
22						
23						
24						
25						
26						
27						
28						
29						
30						
31						

备注：_____

正常范围：38.0～38.5℃

附表11　兰州大学第一医院生殖医学专科医院胚胎室液氮储存罐检查记录

年：＿＿＿＿＿＿

日期	Tank A	Tank B	Tank C	Tank D	Tank E	Tank F	Tank G	Tank H	Tank S	检查	添加

备注：＿＿＿＿＿＿＿＿＿＿＿＿＿＿＿＿＿＿＿＿＿＿＿＿＿＿＿＿＿＿＿＿

实验室负责人签字：＿＿＿＿＿＿＿＿＿＿日期：＿＿＿＿＿＿＿＿＿＿

附表 12　兰大一院生殖医学专科医院胚胎室
人精子生存实验试剂质控记录

| 批号 | 名称 | 数量 | 到货日期 | 效期 | 使用日期 | 质控日期 | 对照组 | | | 实验组 | | 实验时间 | 质控者 |
							名称	批号	结果	结果	比值		

附表 13 培养液准备登记表

日期	准备时间	培养液名称批号	购进时间	培养液用途						操作者
				捡卵	卵培养基	处理精液	受精	卵裂	移植	

附表14 胚胎实验室培养液使用情况记录

培养液类别	到货时间	有效期	开封时间	结束时间

附表 15 捡卵登记表

日期	患者姓名	室内温度/湿度	时间		卵子数	培养箱编号	操作者	复核者	备注
			首管卵泡液获得	卵子进入培养箱					

附表16 IVF/ICSI授精登记表

日期	患者姓名		授精方式		时间		操作者	复核者	备注
	女方	男方	IVF	ICSI	开始	完成			

附表17　兰州大学第一医院生殖医学专科医院
ICSI操作时间表

患者姓名：_____　日期：_____

去除颗粒细胞操作签名：_____　时间：_____

装针操作签名：_____　时间：_____

备注：_____

编号	卵子成熟度	ICSI是/否	第2天成熟	第2天ICSI	加卵时间	制动精子开始时间	制动精子结束时间	注射开始时间	注射结束时间	操作者	备注
1											
2											
3											
4											
5											
6											
7											
8											
9											
10											
11											
12											
13											
14											
15											
16											
17											
18											
19											
20											

附表18　胚胎观察登记表

日期	患者姓名	培养箱号	观察个数	观察时间				操作者	复核者	备注
				授精	16h	48h	72h			

附表19　胚胎移植登记表

日期	患者姓名	培养箱号	时间			胚胎数	操作者	审核者	备注
			取出	装管	移植				

附表20　剩余精子、未受精卵子、废弃胚胎处理登记表

| 处理日期 | 患者姓名 | 剩余精子 | 未受精卵子 | 废弃胚胎 | 处理方法 | | 操作者 | 核查者 |
					科研使用	医学处理		

附表21　胚胎冷冻登记表

冷冻日期	患者姓名		冷冻方法	时间		冷冻胚胎		冷冻编号	储存罐号	操作者	审核者	备注
	女方	男方		开始	完成	个数	管数					

附表 22　兰州大学第一医院生殖医学专科医院实验室登记本

取卵日期	女方姓名	年龄	男方姓名	助孕方式	获卵数	M Ⅱ	受精数	2PN 数	多 PN 数	卵裂数	移植数	移植胚胎	冷冻数	组别	备注

附表 23　胚胎解冻登记表

解冻日期	患者姓名		年龄	冷冻编号	储存位置	冷冻方法	时间		解冻胚胎		复苏胚胎数	移植胚胎数	孕囊数	操作者	审核者	移植胚胎情况	备注
	女方	男方					开始	完成	管数	个数							

附表 24 精液洗涤优选登记表

取精日期及编号	患者姓名		精液来源		精液形状		处理方法			时间			操作者	审核者	指导护士	备注
	女方	男方	夫精	供精	冷冻	新鲜	梯度	上游	洗涤	获得	开始	结束				

附表25 精液冷冻登记本

冷冻日期	女方姓名	男方姓名	储存位置	冷冻条数/管数	解冻日期	冷冻前 密度/活率	解冻后 密度/活率	剩余 条数/管数	助孕方式	交费日期	交费（元）	指导取精者	冷冻操作者	冷冻复核者	解冻操作者	解冻复核者	备注

参 考 文 献

［1］黄国宁，孙海翔. 体外受精-胚胎移植实验室技术. 北京：人民卫生出版社，2012.

［2］《胚胎植入前遗传学诊断/筛查专家共识》编写组. 胚胎植入前遗传学诊断/筛查技术专家共识. 2018版. 中华医学遗传学杂志，2018，35（2）：151-155.

［3］中华医学会生殖医学分会. 第一届实验室学组. 人类体外受精胚胎移植实验室操作专家共识指南（2016）. 生殖医学杂志，2017，26（1）：1-8.

［4］中华人民共和国卫生部《卫生部人类辅助生殖技术与人类精子库技术规范、基本标准和伦理原则》（卫科教发〔2003〕176号）

［5］庄广伦. 现代辅助生育技术. 北京：人民卫生出版社，2005.

［6］Alpha Scientists in Reproductive Medicine and ESHRE Special Interest Group of Embryology. The istanbul consensus workshop on embryo assessment: proceedings of an expert meeting. Human Reproduction，2011，26（6）：1270-1283.

［7］G5 Series™操作指南

［8］Gardener DK，Stevens J，Sheehan CB，et al. Morphological assessment of the human blastocyst//Elder KT，Cohen J，eds. Analysis of the Human Embryo. London：Informa Healthcare，2007：79-87.

［9］Smith GD，Monteiro da Rocha A. Advances in embroyo culture systems. Semin Reprod Med，2012，30（3）：214-221.